协和护士说

带您揭开常见病的面纱

主　审　张抒扬

总主编　吴欣娟　郭　娜

主　编　余旻虹　邓海波

副主编　郭淑丽　潘瑞丽

编　者（按姓氏笔画排序）

马芳芳　王晓杰　尤丽丽　邓海波　刘　芳

李　梅　李　敏　李文利　杨　旭　杨　丽

吴　楠　余旻虹　张春燕　陆相云　陈文昆

赵　霞　侯海燕　祝晨曦　姚　佳　夏京华

徐　园　郭　金　郭淑丽　郭雅萍　董颖越

潘瑞丽

绘　图　京视传美＆白夜

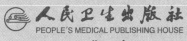

人民卫生出版社
PEOPLE'S MEDICAL PUBLISHING HOUSE
·北　京·

图书在版编目（CIP）数据

带您揭开常见病的面纱 / 余旻虹，邓海波主编 . —
北京：人民卫生出版社，2021.4
（协和护士说）
ISBN 978-7-117-31412-1

Ⅰ. ①带… Ⅱ. ①余…②邓… Ⅲ. ①常见病 – 诊疗
②常见病 – 护理 Ⅳ. ①R4

中国版本图书馆 CIP 数据核字（2021）第 055319 号

人卫智网	www.ipmph.com	医学教育、学术、考试、健康，购书智慧 智能综合服务平台
人卫官网	www.pmph.com	人卫官方资讯发布平台

协和护士说
带您揭开常见病的面纱
Xiehe Hushi Shuo
Dainin Jiekai Changjianbing de Miansha

主　　编：余旻虹　邓海波
出版发行：人民卫生出版社（中继线 010-59780011）
地　　址：北京市朝阳区潘家园南里 19 号
邮　　编：100021
E - mail：pmph @ pmph.com
购书热线：010-59787592　010-59787584　010-65264830
印　　刷：保定市中画美凯印刷有限公司
经　　销：新华书店
开　　本：710×1000　1/16　印张：21.5
字　　数：275 千字
版　　次：2021 年 4 月第 1 版
印　　次：2021 年 4 月第 1 次印刷
标准书号：ISBN 978-7-117-31412-1
定　　价：58.00 元

打击盗版举报电话：010-59787491　E-mail：WQ @ pmph.com
质量问题联系电话：010-59787234　E-mail：zhiliang @ pmph.com

健康是人类社会发展进步的重要前提，是人民群众始终追求的基本权利，也是民族昌盛和国家富强的显著标志。随着科学技术不断发展、医学水平持续提升，越来越多关于生命的疑问和奥秘被医学科学家和医务工作者逐步揭开，社会各界也充分认识到开展健康科普工作的急迫性和必要性。特别是党的十九大提出实施"健康中国"战略以来，在全社会范围内营造了重视和关注生命健康的良好氛围，有力推进了健康科普工作向高质量发展。

北京协和医院是我国医疗行业的"排头兵"与"领航者"，在整整一百年不平凡的发展历程中，始终坚持"以人民为中心"，全力以赴去做好每件老百姓关心的事、需要的事。在协和人积极面向社会和公众传播健康知识和健康观念的过程中，护理团队积极拓宽健康教育领域，加大科普传播力度，充分发挥护理人员在提升居民健康水平中的作用。作为我国公共卫生护理发源地，协和建院之初的护理前辈们点燃了护理科普之光，一代代协和护理人在接续奋斗中薪火相传、发扬光大。而今，新时代的协和护理人已在做实、做细、做精护理科普的道路上全速奋进。他们组织开展了针对公众需求的系列健康科普活动，创作了有丰富教育内涵的科普作品，通过多种形式向人民群众传递科学且有温度的健康知识和理念。

我相信，在协和百年华诞的重要历史时刻，协和护理人能够把这份凝聚智慧和关爱的健康叮嘱送到更多人身边，为人民群众全生命周期的健康提供更加优质周到的服务和坚实有力的保障。这套丛书共计四册，涉及慢性病、传染病、妇女健康和儿童成长等内容，都是公众普遍关心的健康话题，希望它能够成为大家健康生活的良师益友，为进一步增强人民健康福祉贡献协和力量！

北京协和医院名誉院长

中国科学院院士

中国科协副主席

中华医学会常务副会长

2021 年 3 月

前言

    目前，以心脑血管疾病、恶性肿瘤、糖尿病和慢性呼吸系统疾病等为主的慢性非传染性疾病已成为影响我国居民健康、阻碍社会发展的重大公共卫生问题。我国政府近年已出台多项慢病防治政策，并加大对其投入。但人群重大慢性疾病流行水平的持续上升，使得疾病负担不断加重。部分伪科学信息在互联网上令老百姓难辨真假。作为全国疑难重症诊治中心，北京协和医院护理专家们深深知道未病先防的重要性。根据国家推进"科普中国"的思想，为了提高全民健康素养，向协和百年献礼，我院内外科20余个专业领域的26名资深护理专家，集众人之智慧与经验编纂本书。

    这是一本很有意思的科普书，图文并茂，采用漫画的形式解读了医学及护理知识，易于读者理解。在文字表述上力求详略得当、重点突出，充分考虑读者使用的便利性。本书按照常见病发病率高低的顺序汇编成书，面向所有人民群众进行科普教育。读者会了解到多种常见病的起因、症状、治疗康复、健康行为指导与疑难问题解答等读者最关心的话题。希望通过阅读本书可实现：科学引导人民群众就医诊治，加快康复、减少焦虑；减少医疗护理沟通的信息不对等及时间成本；实现人民群众疾病的自我监测与预防等。

    所有编者在本书编写过程中秉承着严谨的作风和精益求精的态度，付出了大量心血和努力。然而，本书尚未能涵盖所有慢性疾病，不是医学专业书籍，仅为科普读物，望读者理解。由于医学护理知识的不断更新和新技术的引入，虽尽全力，在编写细节上难免有不足之处，衷心希望广大读者提出宝贵意见，不胜感激！

余旻虹   邓海波

2021年3月

目录

1.
不吸烟也会得肺癌！

今年冬天，60 岁的杨阿姨反复出现咳嗽，咳少量的白色黏痰，起初以为只是普通的感冒，吃了 1 个多月的消炎和止咳药，症状不见好转反而更严重了，就来门诊检查，做了个 CT，结果提示肺癌可能性大。

杨阿姨疑惑：咦，我只是咳嗽而已，而且从来不抽烟，怎么突然就成了肺癌呢？

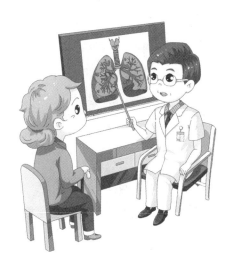

不吸烟的人为何也得肺癌？

　　如今，肺癌已经成为全世界发病率及死亡率排名前三的恶性肿瘤。吸烟往往被认为是罹患肺癌的第一大危险因素，但在我国，80%以上的女性肺癌患者从不吸烟！那原因到底是什么呢？其实，除了我们熟知的生活习惯和环境等因素导致肺癌以外，遗传因素及年龄的增长都可能使肺癌的发生概率增加。

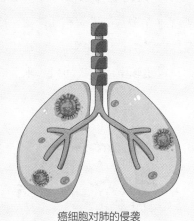

癌细胞对肺的侵袭

一、导致肺癌发生的高危因素有哪些？

　　1. 吸烟与被动吸烟。 烟中含有多种强致癌物质，会诱导基因发生突变，是引起肺癌最常见的原因。

2. 空气污染。城市中的工业废气、汽车尾气等都有可能造成大气污染，厨房内烹调时的油烟如不及时排出也会构成室内空气污染。

3. 职业和环境接触。某些职业的劳动环境中存在许多致癌物质，如氡气、石棉、铬、镍、砷、煤焦油等等。

4. 电离辐射。肺脏是对放射线较为敏感的器官，容易受其影响。

5. 既往肺部慢性疾病。可能在疾病发展过程中发生癌变，但较为少见。

6. 遗传因素。有恶性肿瘤病史及家族史的人群属于高风险人群。

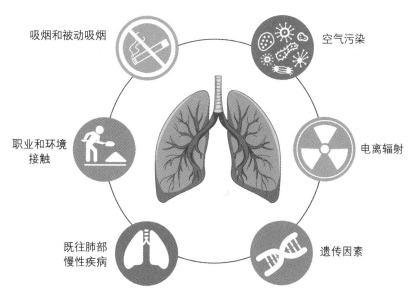

肺癌的高危因素

二、常见的症状有哪些？

原发性肺癌早期常有以下症状，当出现这些预警信号时，要提高警惕。

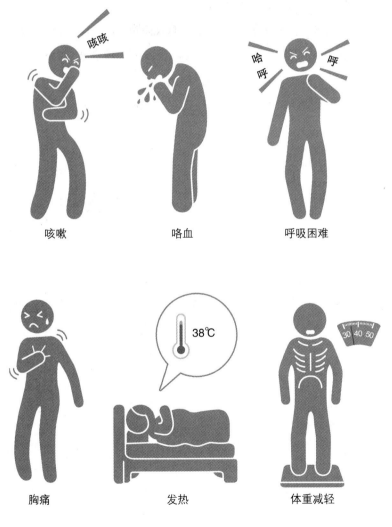

咳嗽　　　　　　咯血　　　　　　呼吸困难

胸痛　　　　　　发热　　　　　　体重减轻

肺癌早期症状

三、怀疑肺癌怎么办？

肺癌良好的预后主要取决于早发现、早诊断、早治疗。如果出现早期症状怀疑肺癌，应该及时到医院就诊，听取医生意见，完善相关检查。

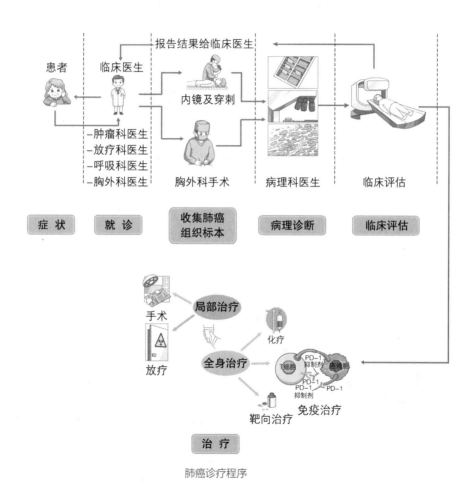

肺癌诊疗程序

四、怎么预防肺癌的发生？

1. 远离烟害，和香烟说"再见"。

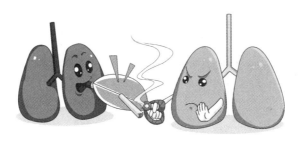

2. 高危职业做好自身防护，生活中还要注意避免接触污染大气、烟尘、油烟，室内做好通风换气。

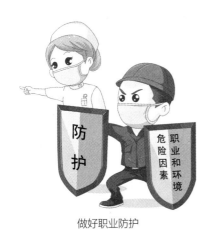

做好职业防护

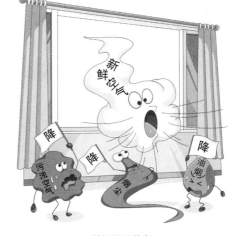

做好通风换气

3. 养成良好的生活习惯，选择适合自己的运动方式，保持愉悦的心情，有助增强免疫力。

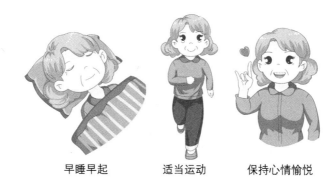

早睡早起　　　　适当运动　　　　保持心情愉悦

4. 健康饮食，营养均衡，多吃五谷杂粮，新鲜蔬菜水果。

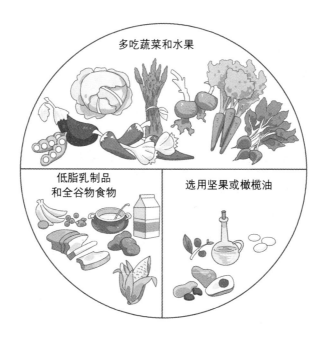

5. 高风险人群要提高警惕，定期体检。低剂量螺旋 CT 是肺癌筛查的最佳选择。

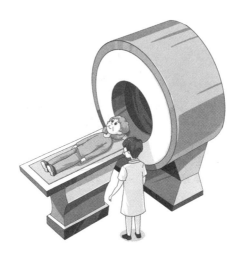

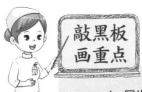

敲黑板
画重点

1. 早发现、早诊断、早治疗对肺癌的预后非常关键。

2. 戒烟，远离二手烟。

3. 规律生活、均衡饮食、适当锻炼，都是保持健康、防控肺癌的重要基础。

（潘瑞丽）

2.
乳腺癌离年轻人远吗？

　　32 岁杨女士，素来体健，因工作压力大，脾气暴，常熬夜。1 年前偶然摸到左乳肿块，无不适，未就诊。最近肿块增大，就诊后进行手术治疗，病理显示左乳腺癌。

　　我这么年轻，也没什么感觉，怎么会得乳腺癌呢？

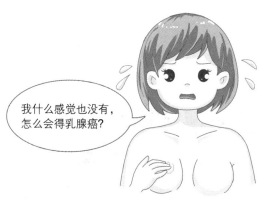

乳腺癌患者越来越年轻化

1. 乳腺癌不疼不痒，
得了后果严重么 ?

乳腺癌是发生在乳腺的恶性肿瘤，一般通过早发现、早治疗能够达到良好的治疗效果，若不及时治疗会发生转移威胁生命。

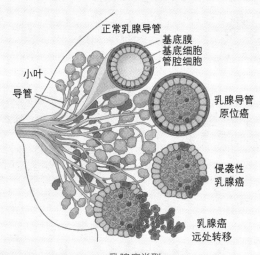

正常乳腺导管
基底膜
基底细胞
管腔细胞

小叶
导管

乳腺导管
原位癌

侵袭性
乳腺癌

乳腺癌
远处转移

乳腺癌类型

2. 乳腺癌是很容易得么，
这么年轻也会得乳腺癌 ?

乳腺癌已占到我国女性癌症发病率的首位，且患病人群越来越年轻化。

一、什么原因导致乳腺癌？

乳腺癌病因主要分为遗传因素和环境因素。

遗传因素是指一级亲属（妈妈、姐妹）中有乳腺癌患者时，发病危险性增加；二级亲属（姑姑、姨妈）中有乳腺癌时，发病危险性略低于一级亲属乳腺癌家族史。

环境因素主要是指乳腺良性疾病、精神压力、不健康的生活方式、使用激素药物、电离辐射、月经初潮早或绝经期晚、无哺乳史、肥胖等。

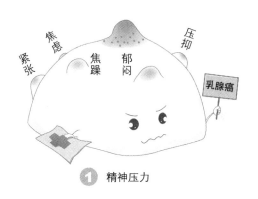

① 精神压力

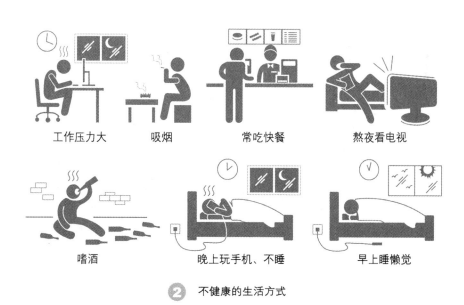

工作压力大　　　吸烟　　　常吃快餐　　　熬夜看电视

嗜酒　　　晚上玩手机、不睡　　　早上睡懒觉

② 不健康的生活方式

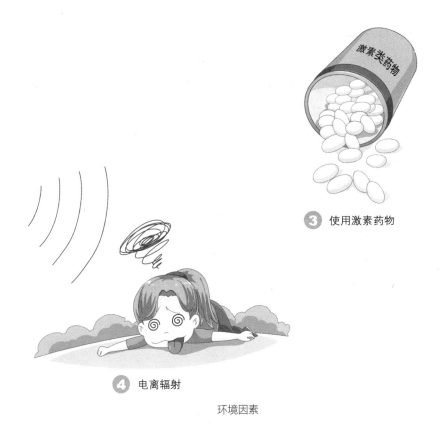

③ 使用激素药物

④ 电离辐射

环境因素

二、常见的症状有哪些？

　　乳腺癌早期经常无任何症状。继续发展会有肿块（无疼痛感），乳头溢液，皮肤改变（红肿、橘皮样改变、长出小酒窝），乳头、乳晕异常（乳头回缩、糜烂）、区域淋巴结异常肿大，上述症状可单独或同时出现。

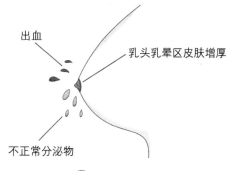

出血

乳头乳晕区皮肤增厚

不正常分泌物

1 乳头溢液

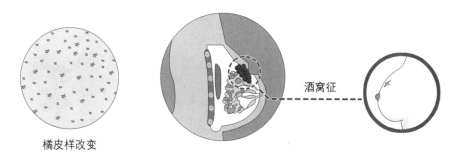

橘皮样改变

酒窝征

2 皮肤改变——橘皮样改变和酒窝征

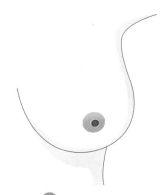

3 乳头回缩

乳腺癌症状

三、得了乳腺癌怎么办？

一旦怀疑乳腺出了问题，请尽快到正规医院的乳腺外科就诊，遵医嘱进行检查和治疗。

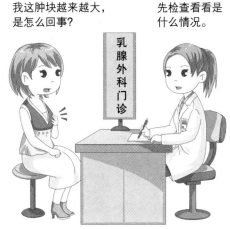

四、日常生活中，怎么做可以预防乳腺癌的发生？

通过控制环境因素可降低乳腺癌的发生率，早发现、早治疗，可提升生存率。

1. 患有乳腺良性疾病者每半年至一年去医院检查一次。

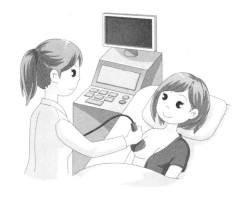

2. 保持心情舒畅，尽量避免出现焦虑或负面情绪，可通过运动、聊天、旅行等方式来减压。

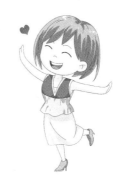

3. 尽量避免烟酒及熬夜，控制体重。

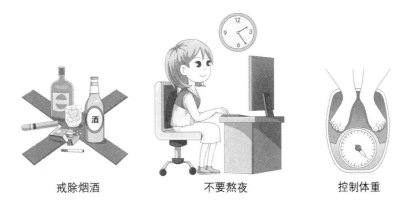

戒除烟酒　　　　　　不要熬夜　　　　　　控制体重

4. 少服用避孕药，绝经后慎用激素替代治疗，也不要用含激素的护肤品和保健品。

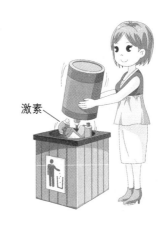

激素

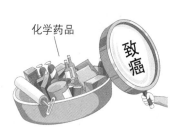

化学药品

致癌

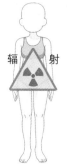

辐射

放射性物质

5. 尽量避免接触一些化学药物或放射线。

6. 适龄生育，母乳喂养。

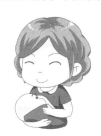

7. 建议每月自检，一旦异常，及时就诊。

乳腺自检

 面对镜子，双侧手臂下垂于身体两侧，观察双侧乳房是否对称，有无乳头内陷、皮肤是否有红肿凹陷、是否有橘皮样改变、乳头是否有湿疹样改变、有无分泌物。

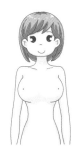

❷ 再次观察有无以上改变。

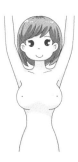

❸ 用左手指腹（拇指、小指除外）触诊整个右侧乳房和腋窝区，然后按照同样的方法触诊左侧。

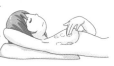

❹ 用手轻轻挤压乳头、乳晕，观察是否有分泌物溢出。

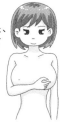

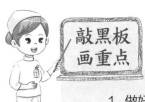

敲黑板
画重点

1. 做好乳房自检，早发现、早治疗。

2. 年龄大于 30 岁，可每年找专科医生体检。

3. 有遗传因素的患者，可根据自身需求到正规医疗机构进行基因检测咨询。

（王晓杰）

3.
您的健康从肠记忆
——大肠癌

**故事
情境**

　　一天，老张在陪伴住院的老伴儿的时候，出现了排便不尽、便血、里急后重的感觉，咨询了病房护士，护士建议他到门诊看医生，结果是"大肠癌"。

　　啊！我一点儿感觉都没有，怎么就得了大肠癌了呢？

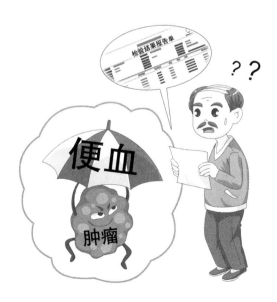

1. 什么是大肠癌?

大肠癌包括结肠癌和直肠癌,在我国占恶性肿瘤发病率的第 4 位,且呈不断上升趋势。

2. 便血了,是大肠癌还是痔疮?

大肠癌通常表现为鲜血或暗血,与大便混在一起,还会有大便习惯的改变、里急后重感、腹痛、消瘦、贫血等。

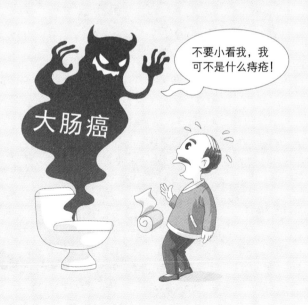

一、什么原因会导致了大肠癌？

通常认为大肠癌是环境、饮食习惯、遗传等多种因素共同作用的结果。高脂肪、高热量、高蛋白、低纤维素饮食再加上运动量减少，导致胃肠蠕动变慢、便秘，含致癌物质的毒素不能及时排出，诱发癌变。

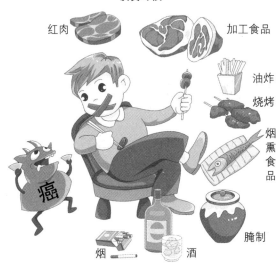

饮食习惯

红肉　加工食品　油炸　烧烤　烟熏食品　腌制　烟　酒　癌

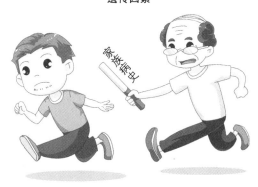

遗传因素

你挡紧虫

二、常见的症状有哪些？哪些人群是大肠癌的高发人群？

大肠癌早期症状不典型，但也有一些早期信号。

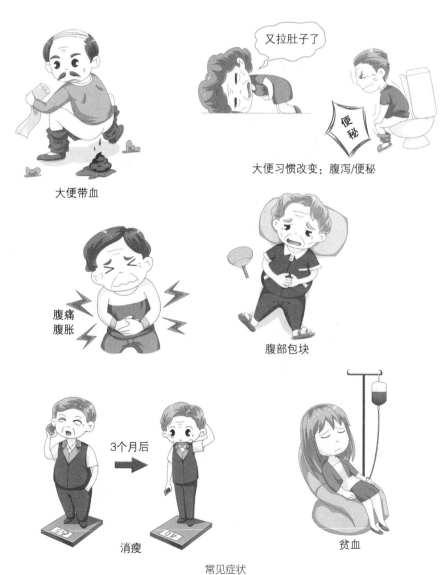

大便带血

又拉肚子了

便秘

大便习惯改变：腹泻/便秘

腹痛
腹胀

腹部包块

3个月后

消瘦

贫血

常见症状

那么，谁比较容易不幸"中彩"呢？

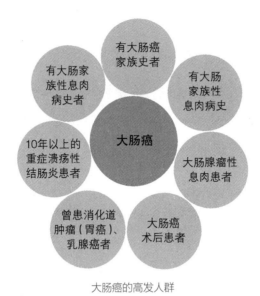

大肠癌的高发人群

这些人群需要定期进行身体检查：粪便潜血、大肠指检和结肠镜检查。

身体检查

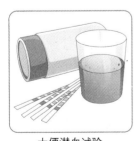

大便潜血试验

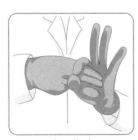

直肠指诊

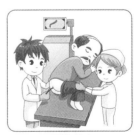

肠镜检查

三、得了大肠癌怎么办?

治疗大肠癌常以手术切除为主,同时辅助放疗和化疗的综合治疗方案,大肠癌手术还常辅以肠造口术。

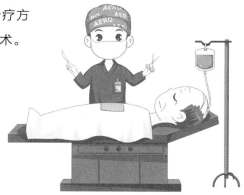

手术切除

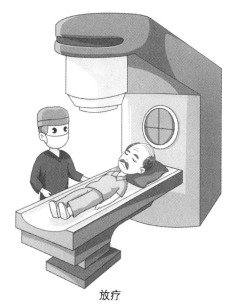

放疗

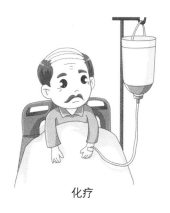

化疗

治疗方法

肠造口是术中将一段肠管拉出腹壁外，所做的人工回肠或结肠开口，粪便由此排出体外，分临时性和永久性两种。

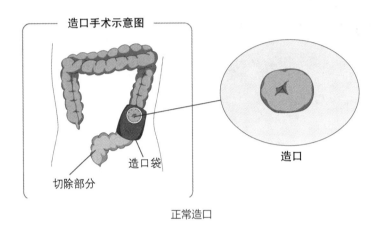

造口手术示意图

造口袋

切除部分

造口

正常造口

四、术后肠造口怎么回事儿？应注意些什么？

1. 造口术后无特殊饮食禁忌，可适当控制难消化、易产气、有异味、辛辣、生冷食物。

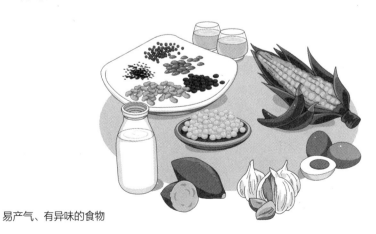

易产气、有异味的食物

2. 衣服以柔软、舒适、宽松为原则；腰带松紧要适度，以免压迫造口。

可调松紧

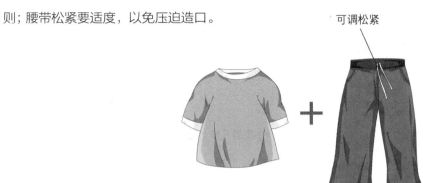

3. 运动时，不宜进行贴身和增加腹压运动；外出旅行时请备足造口护理用品；出现异常情况及时至医院就诊。

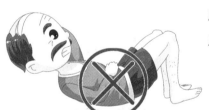

不做增加腹压的运动

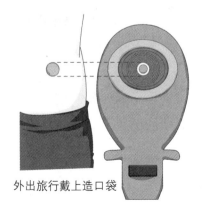

外出旅行戴上造口袋

五、如何预防大肠癌?

1. 平衡膳食　遵循中国居民平衡膳食宝塔,改变"三高一低"(高蛋白、高脂肪、高热量、低纤维素)的饮食习惯。

中国居民膳食宝塔

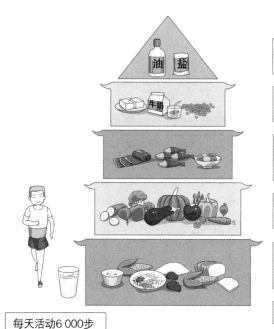

油	25~30克
盐	＜6克

奶类及奶制品	300克
大豆类及坚果	25~35克

畜禽肉	40~75克
水产品	40~75克
蛋类	40~50克

蔬菜类	300~500克
水果类	200~350克

谷薯类	250~400克
全谷物和杂豆	50~150克
薯类	50~100克

水	1 500~1 700毫升

每天活动6 000步

2. 肥胖与运动　加强运动和体育锻炼，避免久坐、肥胖。

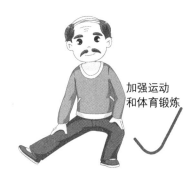

加强运动和体育锻炼

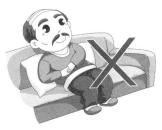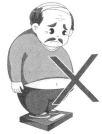

避免久坐、肥胖

3. 远离烟酒　香烟中含致癌物质；长期大量饮酒，对肠道的刺激也很大，所以我们应该远离烟酒。

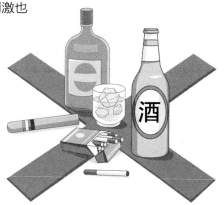

4. 注意排便情况，规律排便，如出现肠道相关问题，及时就诊。

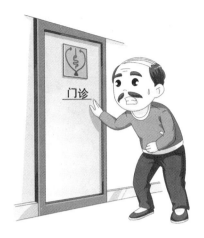

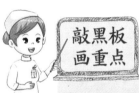

敲黑板
画重点

1. 需要警惕的症状：大便带血、大便习惯改变、腹痛、腹胀、腹部包块、消瘦、贫血。

2. 大肠癌易误诊为痔疮，定期体检，早发现、早诊断、早治疗。

3. 合理平衡膳食、规律排便对预防非常重要。

（李敏）

4.
嗳气、反酸可以忽视吗?
——胃癌的那些事

　　35 岁的小王，一年前出现上腹部不适，以餐后饱胀、隐痛为主，并有嗳气、反酸，程度很轻，她并没有太注意，发作时就吃点胃药。后来，上腹饱胀感和隐痛加剧，已影响到了工作及睡眠，餐后疼痛尤其明显，食欲减退，体重下降。

　　最近，出现了黑便，后来发展成柏油样稀便，出现疲劳、乏力，来医院做了胃镜，结果提示胃癌。

　　什么是胃癌? 我还这么年轻，怎么就得了胃癌? 这该怎么办?

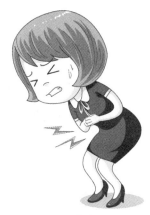

腹痛

1. 什么是胃癌？

胃癌是指原发于胃的上皮源性恶性肿瘤，是我国最常见的恶性肿瘤之一，死亡率居恶性肿瘤第 2 位。

2. 胃癌的发病率、死亡率与年龄有关吗？

胃癌的发病率随年龄增长而升高，好发年龄在 50 岁以上，80~84 岁达到高峰。男女发病率之比约为 2：1。45 岁之后，男性胃癌死亡率显著高于女性。我国胃癌患者的 5 年生存率约为 36%。

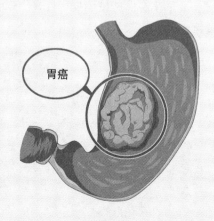

胃癌

一、什么原因会导致胃癌？

胃癌的病因尚未完全清楚，但与以下因素有关：

- 胃癌患者

  在中国西北、东部沿海多于南方地区

饮食生活因素

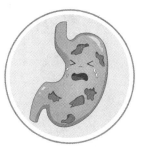

慢性疾病和癌前病变

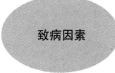

致病因素

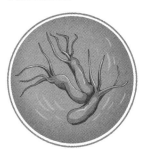

幽门螺杆菌感染

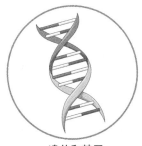

遗传和基因

二、常见的症状有哪些?

早期：无明显症状或仅有上腹隐痛、嗳气、反酸、食欲缺乏等。进展期，出现上腹部疼痛、食欲缺乏、呕吐或幽门梗阻、消瘦、消化道出血或穿孔等。

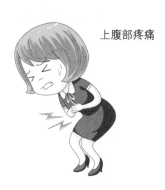

上腹部疼痛

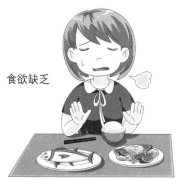

食欲缺乏

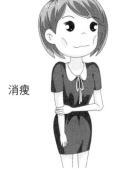

呕吐或幽门梗阻

消瘦

消化道出血或穿孔

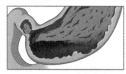

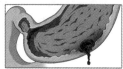

进展期症状

三、得了胃癌怎么办？

1. 立即到医院普通外科就诊，进行检查，例如大便潜血试验、内镜检查、X线钡餐检查等，以此明确诊断，并接受正规治疗。

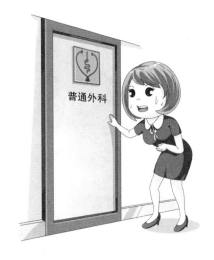

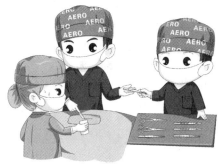

2. 手术治疗　首选治疗方法。

3. 化学治疗　适用于不可切除或术后复发的患者，胃癌根治术后的辅助治疗。

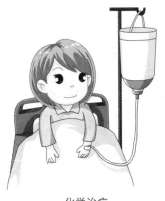

化学治疗

4. 放射治疗

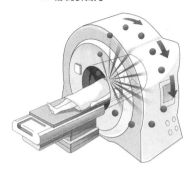

四、怎么预防胃癌?

1. 改变饮食结构，合理膳食，多食新鲜蔬菜、水果、牛奶、鱼、虾等。

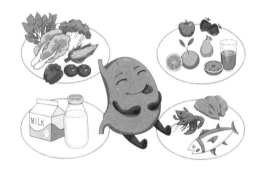

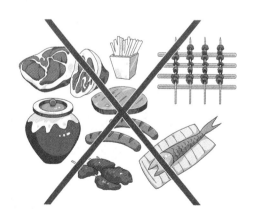

2. 改变不良饮食习惯，避免暴饮暴食，少食腌制、熏、烤食品。

3. 戒烟酒。

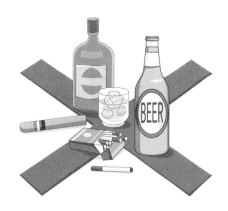

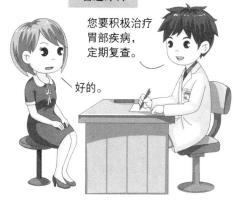

普通外科

您要积极治疗胃部疾病，定期复查。

好的。

4. 积极治疗幽门螺杆菌感染、胃溃疡、胃炎等。

5. 高危人群（有肿瘤家族史、慢性胃病、胃息肉、反复幽门螺杆菌感染者、年龄 40 岁以上，长期吸烟者）应定期进行检查，如大便潜血试验、内镜检查等。

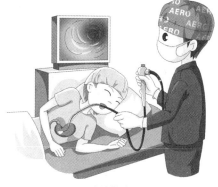

内镜检查

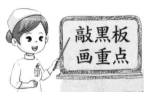

敲黑板
画重点

1. 早发现、早诊断、早治疗是提高胃癌疗效的关键。

2. 改变不良饮食习惯，保持健康生活。

3. 高危人群，特别是有肿瘤家族史、慢性胃病、反复幽门螺杆菌感染者、年龄 40 岁以上者，应定期进行身体检查。

（郭雅萍）

5.

小心"肝"

——原发性肝癌的来龙去脉

　　老李刚 61 岁，年轻时曾因乙肝住院治疗，肝功能恢复后未再服用药物。平时身体健康，退休后子女建议老李做个全面体检。老李觉得自己身体很好，没什么不舒服，也嫌麻烦就没去。在子女们一再坚持下，老李做了体检，腹部 CT 提示右肝肿瘤。化验单提示甲胎蛋白增高。

　　子女们很着急，老李平时身体没什么不舒服，怎么会得肝癌？怎么办好呢？

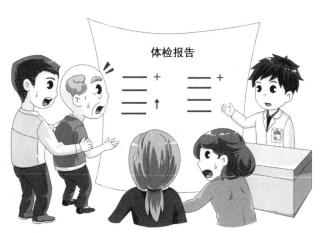

1. 原发性肝癌有多危险？

原发性肝癌初期一般身体没有任何不适，多数患者都是通过体检发现的。它是指自肝细胞或肝内胆管细胞发生的肿瘤。一旦患者出现消瘦、全身皮肤发黄等症状时，多数都是到了原发性肝癌晚期，错过了最佳治疗时间。原发性肝癌是目前我国肿瘤致死的第二病因。

2. 原发性肝癌很容易得么？

患有肝硬化或者乙肝的人群比较容易得。长期食用变质食物（含有黄曲霉毒素）也要警惕原发性肝癌的发生。原发性肝癌是我国目前第四位常见的恶性肿瘤。

一、哪些高危人群容易患原发性肝癌？

我国目前原发性肝癌的高危人群包括：

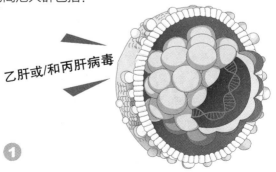

乙肝或/和丙肝病毒

①

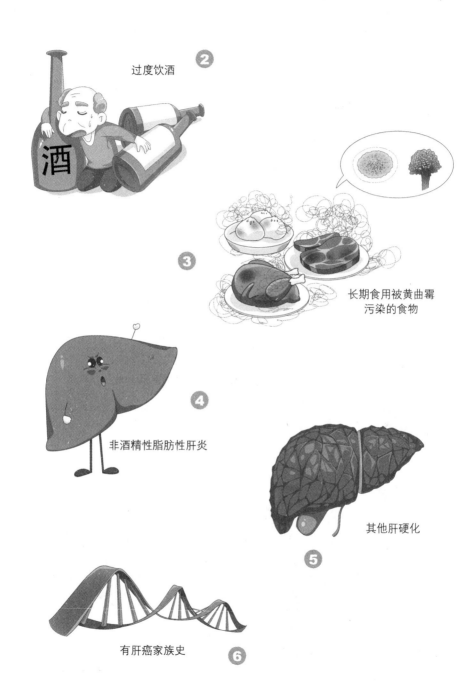

过度饮酒

长期食用被黄曲霉
污染的食物

非酒精性脂肪性肝炎

其他肝硬化

有肝癌家族史

二、患有原发性肝癌有哪些症状？

原发性肝癌早期症状不明显，比如腹胀、食欲缺乏、右侧肋骨胀痛等，这些都特别容易被忽视。

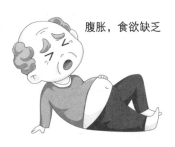 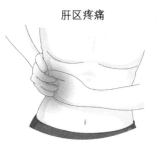

腹胀，食欲缺乏　　　　　　　　肝区疼痛

原发性肝癌的早期症状

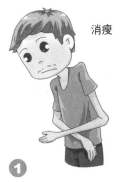

消瘦

后期由于肿瘤不断增大，才会出现消瘦、全身皮肤巩膜发黄、肝大、腹水等症状。

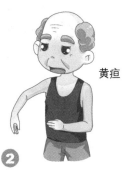 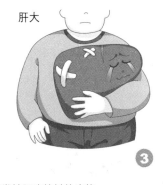

黄疸　　　　　　肝大

原发性肝癌的其他症状

三、得了原发性肝癌怎么办？

应立即到肝脏外科门诊就诊，进行相应检查和治疗。

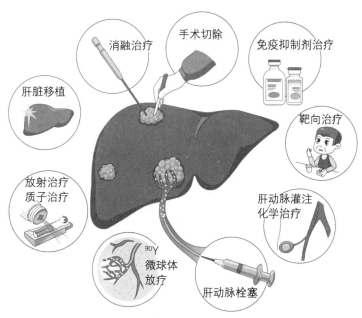

原发性肝癌的治疗方法

四、原发性肝癌的高危人群应该怎么做？

定期体检，尤其是大于 40 岁的男性。建议至少每 6 个月查一次肝脏 B 超和血清甲胎蛋白（AFP）。如果抽血发现 AFP>20ng/ml，需要进一步检查，警惕是否得了原发性肝癌。

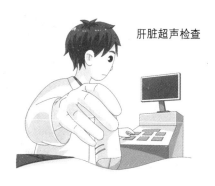

肝脏超声检查

五、得了原发性肝癌，饮食需要注意什么？

宜食用：
高蛋白、高维生素食物，如新鲜蔬菜水果、
鸡胸肉、蛋清、豆类等。

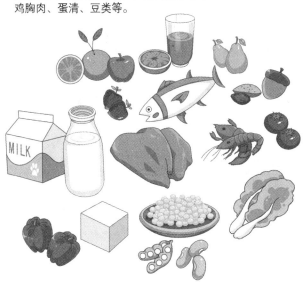

不宜食用：
高胆固醇、辛辣刺激食物，如动物的内脏、
蛋黄、油炸食品、蟹黄等。

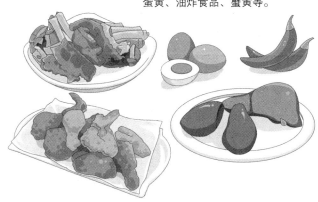

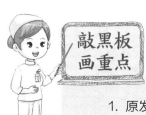

1. 原发性肝癌重在早发现早治疗。因此患有乙肝或 / 和丙肝、肝硬化、有肝癌家族史的人群需要定期体检。

2. 少饮酒、预防或减轻脂肪肝。

3. 避免食用被黄曲霉污染的发霉食物。

（刘芳）

6.
"最懒惰的肿瘤"
——甲状腺癌

故事
情境

　　35 岁的丽丽是个职场白领，平时工作压力很大，出差熬夜是常事，一年前有了个可爱的宝宝。产假过后重返职场，白天紧张忙碌，晚上还要照顾宝宝，睡眠严重不足，感觉有些力不从心，总会莫名地烦躁……上周去医院体检，超声报告"甲状腺结节"，医生建议做"超声引导下行针吸细胞学检查"，一周后病理结果出来了，是"甲状腺乳头状癌"。丽丽看见报告一下就懵了，甲状腺癌是什么？我怎么得了甲状腺癌？

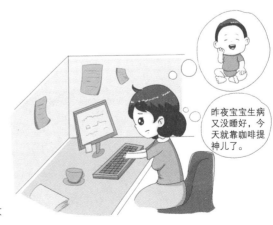

昨夜宝宝生病又没睡好，今天就靠咖啡提神儿了。

重返职场压力大

44

协和护士 小课堂

1. 甲状腺有什么用？

甲状腺位于人体的颈部，像一只美丽的蝴蝶，别看它小，作用却很大，甲状腺分泌的甲状腺素会促进人体的生长发育，促进糖、脂肪及蛋白质的分解代谢。所以离开了甲状腺，人体这台大机器就无法正常运转。

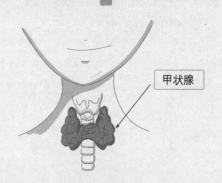

甲状腺

2. 甲状腺癌是什么？为什么说甲状腺癌是"最懒惰的肿瘤"？

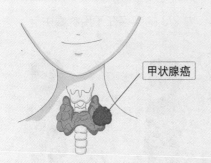

甲状腺癌

甲状腺癌是最常见的甲状腺恶性肿瘤，约占全身恶性肿瘤的1%。近年来其发病率持续上升。之所以称之为"最懒惰的肿瘤"，是因为大部分患者病程发展缓慢，病程最长者可达20年以上。甲状腺癌死亡率低，甲状腺癌中最常见的甲状腺乳头状癌（占85%以上），20年存活率超过90%。

6.「最懒惰的肿瘤」——甲状腺癌

一、甲状腺癌发病与哪些因素有关？

1. 辐射暴露，包括放射治疗、核武器的辐射尘或核电站事故引发的环境暴露。

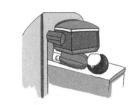

放射治疗

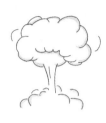

核电站事故、核泄漏

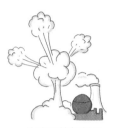

核武器的辐射尘

2. 遗传因素。在甲状腺癌患者的亲属中，甲状腺癌的风险增至 10 倍。

3. 碘摄入过量或摄入不足，会影响甲状腺功能，因为人体内 2/3 的碘存在于甲状腺中。

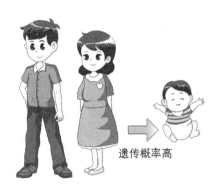

遗传概率高

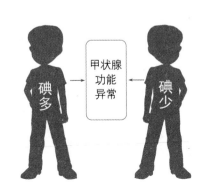

碘多 → 甲状腺功能异常 ← 碘少

4. 雌激素水平越高，越易发生甲状腺癌。

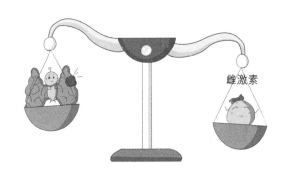

雌激素

5. 工作、生活压力大，熬夜及紧张导致内分泌紊乱亦和甲状腺癌有关。

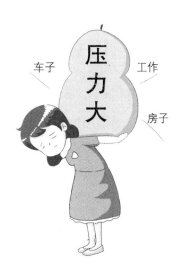

车子　工作

压力大

房子

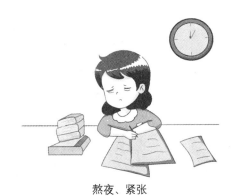

熬夜、紧张

内分泌失调

二、常见的症状有哪些？

1. 大部分患者无症状，常在体检时发现。

2. 较大的肿瘤，可突出皮肤表面形成颈部肿块。

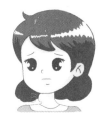

甲状腺 B 超

甲状腺肿块

3. 当肿瘤压迫气道或神经时，会出现呼吸困难、吞咽困难、声音嘶哑或饮水呛咳等症状。

4. 少数患者会有腹泻、面色潮红或颈部疼痛。

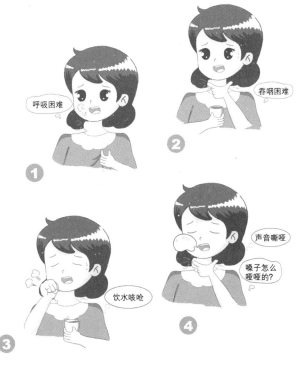

呼吸困难

①

吞咽困难

②

饮水咳呛

③

声音嘶哑

嗓子怎么哑哑的？

④

三、得了甲状腺癌怎么办？

发现甲状腺癌后应去普通外科就诊。大部分甲状腺癌可手术治疗，术后根据病理结果决定是否需要进行 ^{131}I 治疗。出院后需长期口服甲状腺素制剂。

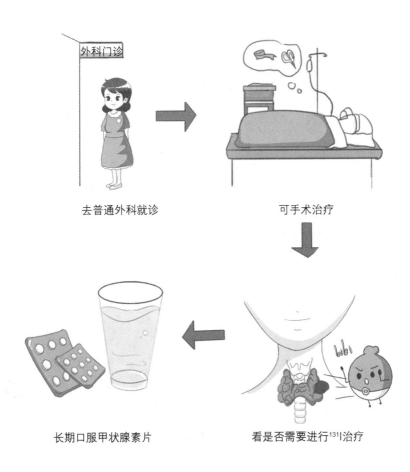

去普通外科就诊

可手术治疗

长期口服甲状腺素片

看是否需要进行^{131}I治疗

四、怎么预防甲状腺癌？

1. 避免颈部暴露于射线中，避免核辐射。

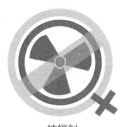

核辐射

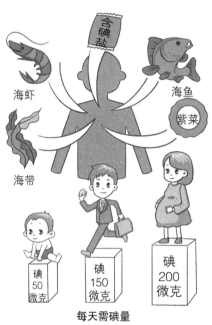

含碘盐

海虾

海鱼

紫菜

海带

碘
50
微克

碘
150
微克

碘
200
微克

每天需碘量

适碘饮食

2. 适度用碘，除非是疾病因素，碘剂可从食物中正常摄取，比如海虾、海鱼、海带、含碘盐、紫菜等含碘高的食物。

3. 甲状腺结节应定期复查，有恶变需及时就诊。

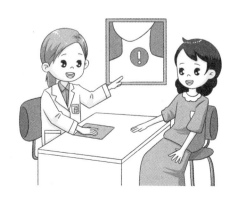

4. 直系亲属中有甲状腺癌的人，应该定期检查甲状腺。

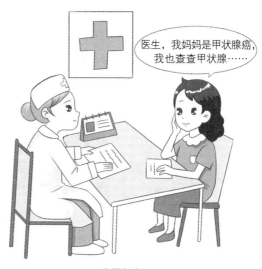

定期复查

5. 生活、工作中学会减压，保持心情愉快，规律作息，避免熬夜。

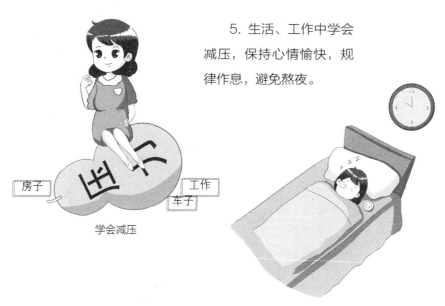

学会减压

早睡，不熬夜

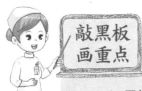

敲黑板
画重点

1. 甲状腺癌早期可无任何症状，常在体检时发现。

2. 大部分甲状腺癌术后预后好，死亡率低。

3. "最懒惰的"甲状腺癌已成为年轻女性的健康杀手，由于发病率的不断攀升，发病患者数不断增加，其危险性亦不容忽视，发现后应及时去医院治疗。

4. 生活中应避免颈部射线伤害；适度摄碘；减轻生活及工作压力，找到正确的疏解情绪的方法对预防甲状腺癌都很重要。

（侯海燕）

7.
挑战身体，小心被
"淋巴瘤"盯上

　　小王今年 22 岁，平时喜欢打电竞游戏，经常熬夜到清晨五六点，这样的熬夜，差不多持续了一年。有一天，小王摸到自己的腹股沟有一个肿块，当时没太在意，过了一段时间，肿块越长越大，长到一个拳头大小，他这才想到来医院就诊，医生为小王做了淋巴结活检，病理报告上写着"淋巴瘤"，需要马上入院接受治疗。

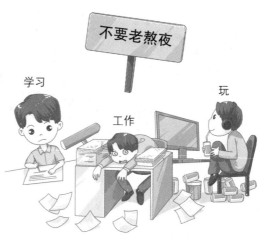

什么是淋巴瘤？

淋巴细胞是人体的健康卫士，抵抗外来细菌、病毒等的入侵，清除机体内衰老、坏死及恶变的细胞，为维护机体内环境的"整洁有序"而战斗。如果淋巴系统出了问题，即淋巴细胞发生了恶性病变，不受控制的生长，就会得淋巴瘤。

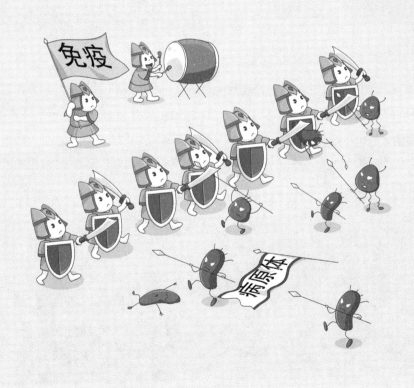

一、淋巴瘤为什么值得关注？

淋巴瘤是全球发病率增速最快的恶性肿瘤之一，年轻化趋势明显。儿童、青少年、青年及 50 岁以上的人群均是高危人群。

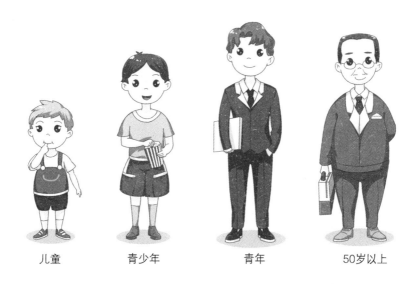

儿童　　　　青少年　　　　青年　　　　50岁以上

二、什么情况下容易得淋巴瘤呢？

1. 家族中有多人患淋巴瘤的，需要警惕是遗传基因引起。

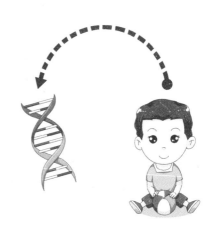

2. 病毒及其他病原体感染（如 EB 病毒、HIV 病毒、幽门螺杆菌）、放射线、化学药物（杀虫剂、除草剂、染发剂、重金属、苯）、自身免疫病等，都会诱发自身免疫力的失衡。

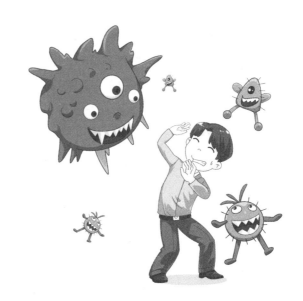

3. 不按时吃饭睡觉、饮食不合理、缺乏锻炼、生活节奏快、工作压力大、吸烟等不良生活习惯，均可降低人体免疫力。

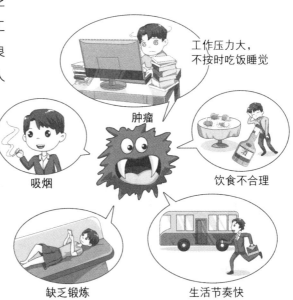

工作压力大，不按时吃饭睡觉

肿瘤

吸烟

饮食不合理

缺乏锻炼

生活节奏快

三、不要忽视身体发给你的小信号！

淋巴瘤善于"伪装"，早期往往没有特异症状，如出现这些症状：颈部、腋下、体表，包括口腔，出现一些不痛、不痒的肿块，或者伴有发热、畏寒、盗汗、体重减轻，要尽早就医。

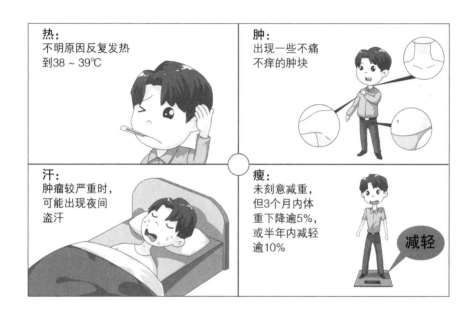

四、如何进行淋巴结自检？

正常的淋巴结像米粒一样大，质地较软，光滑且可移动，很难触摸到。也可以居家自检：将示指、中指、无名指三指并拢，指腹平放于被检查部位后滑动，如发现淋巴结明显肿大、无痛感、质地偏硬、不会前后左右移动、不停地增长，需尽早就医。

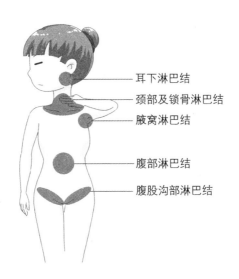

耳下淋巴结

颈部及锁骨淋巴结

腋窝淋巴结

腹部淋巴结

腹股沟部淋巴结

五、教您几招，远离淋巴瘤

（1）养成良好的生活习惯。

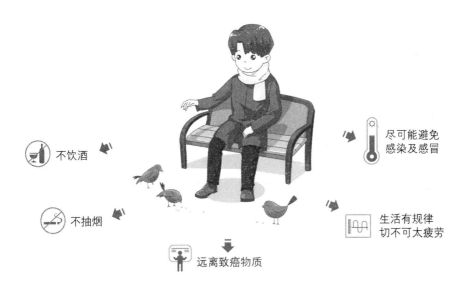

不饮酒

不抽烟

远离致癌物质

尽可能避免
感染及感冒

生活有规律
切不可太疲劳

（2）饮食多样化、合理搭配。

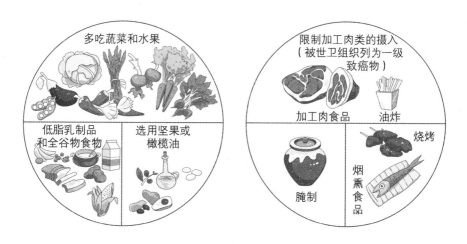

（3）做适量的运动。

运动对免疫系统的影响

短暂的激烈运动

不会对免疫系统
造成影响

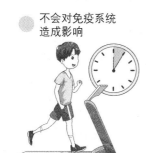

时间与强度适中

可提高免疫力

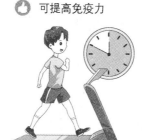

长时间的激烈运动

特异性免疫系统
能力下降

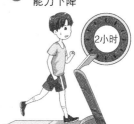

（4）保持乐观的精神状态。

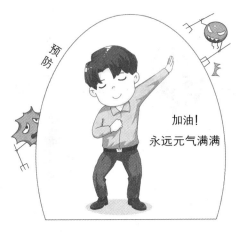

乐观、精神饱满，有助于远离肿瘤细胞的侵扰。

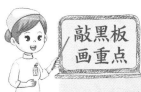

1. 保持良好的生活方式，保持免疫系统有序正常运转。

2. 学会淋巴结自检，早发现，早就医。

3. 合理饮食，适量运动，乐观情绪帮您远离淋巴瘤。

（陈文昆）

8.
来去匆匆的"小中风"
——脑卒中缺血姊妹篇

60 岁的李大爷在吃饭时，突然左手无法持筷子，眼歪嘴斜，并伴有头晕、恶心。送往医院途中，以上症状持续 15 分钟后恢复正常，医生说可能是发生了短暂性的脑缺血，俗称"小中风"。

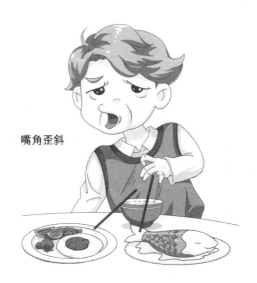

嘴角歪斜

1. 什么是短暂性脑缺血发作？

我们平时所说的"中风"即脑梗死，短暂性脑缺血发作是它的预警信号。当大脑的某一区域血液循环障碍，导致血液供应受影响，之后又恢复时，神经功能就会突发短暂性的问题。

2. 哪些人群易出现
短暂性脑缺血发作？

"小中风"好发于 50~70 岁，男性多于女性。其中高血压、高脂血症、糖尿病、吸烟、肥胖等是危险因素。

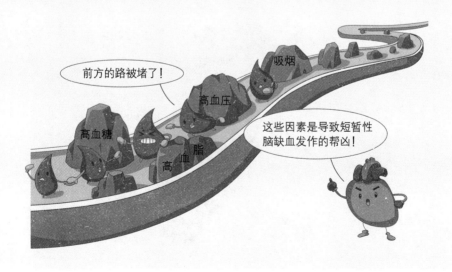

前方的路被堵了！

吸烟

高血压

高血糖

高血脂

这些因素是导致短暂性脑缺血发作的帮凶！

一、什么原因会导致短暂性脑缺血发作？

供应大脑血液的动脉有两套系统：颈动脉供血系统和椎－基底动脉供血系统，任何一个动脉分支出现问题，都有可能出现短暂性脑缺血发作。其中最常见的原因是动脉粥样硬化。

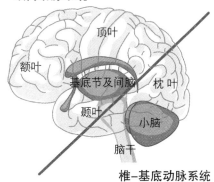

大脑两大血液供应系统

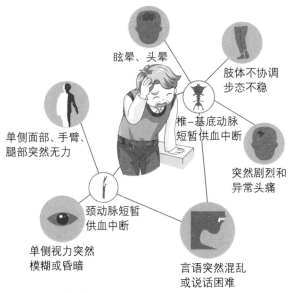

以上症状一般持续10~20分钟，多数能在1小时内缓解。

二、常见的症状有哪些？

该病发作一次后，可自行好转，有时等患者到医院，症状已经消失，影像学检查也无异常，这就给诊断增加了难度，因此自我识别很重要噢。

三、得了短暂性脑缺血发作怎么办?

一旦出现症状,不要轻视,立即前往急诊科或神经科,遵医嘱进行相应检查。

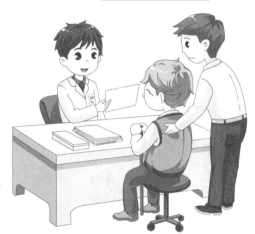

到急诊科或神经科就诊

1. 影像学检查

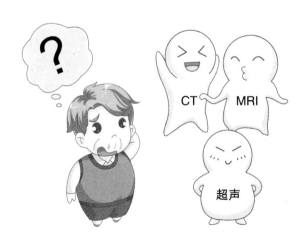

2. 具体措施

（1）药物治疗：抗血小板聚集剂，如阿司匹林。

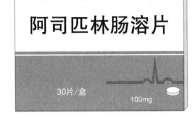

阿司匹林肠溶片

30片/盒   100mg

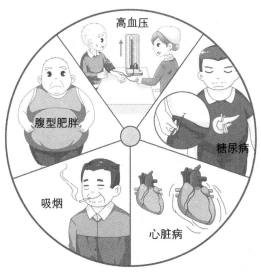

控制危险因素

高血压

糖尿病

腹型肥胖

吸烟

心脏病

（2）查找病因，针对可能存在的危险因素，如高血压、血脂异常等进行积极有效的治疗。

（3）若由血管狭窄引起的，条件允许可行手术治疗。

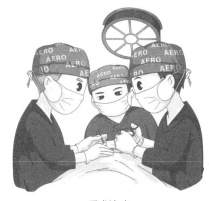

手术治疗

四、怎么预防短暂性脑缺血发作？

1. 定期体检，积极干预自身慢性代谢性疾病，如肥胖、高血压、糖尿病、高脂血症等。

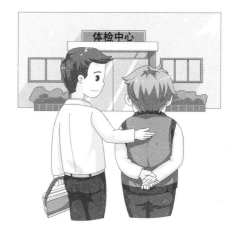

定期体检

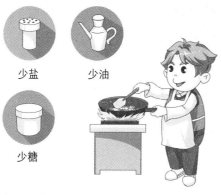

少盐

少油

少糖

2."三低"（低糖、低脂、低盐）饮食，如蔬菜、水果、大豆制品、鱼类。

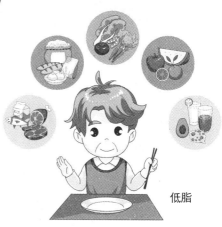

低脂

饮食规律

3. 戒烟，少饮酒

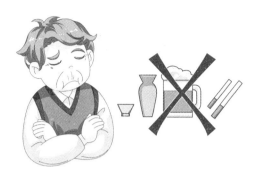

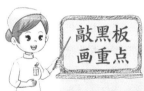

1. "小中风"发作急、时间短、恢复快。极易被患者忽视，一旦出现症状，请尽早前往最近医院治疗。

2. 负面情绪会影响神经内分泌系统，因此保持心情愉悦很重要哦。

3. 改变不良习惯：吸烟、酗酒、熬夜等，避免长时间低头和颈部过度运动。

（杨丽）

9.

大脑说：时间就是生命

——脑卒中缺血姊妹篇

70 岁的潘爷爷打麻将时，突发口角歪斜，说话不清，右手不能抬起，起身时右腿也迈不开步，家属呼叫 120 送往医院，诊断为"急性脑梗死"。

——隔壁老王的儿子才 30 岁就脑梗死了。

——啥？心脏病还能引起脑梗死？

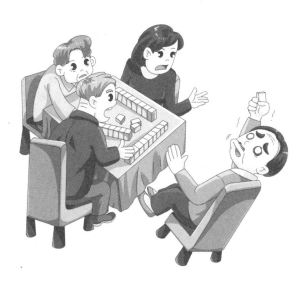

协和护士 小课堂

什么是脑梗死?

中医讲卒中或中风,西医讲脑梗死,实质上是一种缺血性卒中。是由于脑部血液循环障碍、缺血、缺氧,而导致的脑组织坏死。因发病率高、复发率高、死亡率高、并发症多,使它成为当今社会人类死亡的三大原因之一。

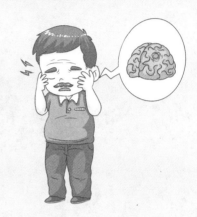

一、什么原因会导致脑梗死发生?

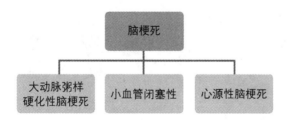

1. 大动脉粥样硬化性脑梗死　　在动脉壁上沉积了一层像小米粥样的脂质斑块，使管腔变得狭窄，与年龄、遗传、性别等不可改变的因素有一定关系。高血压、糖尿病、吸烟等会加速粥样硬化。

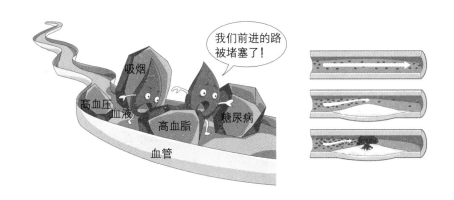

2. 小血管闭塞性脑梗死　　脑部细小的血管玻璃样变、闭塞造成，多与高血压相关。

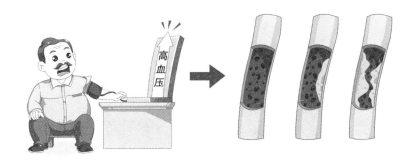

3. 心源性脑梗死 当发生房颤时，也就是心脏跳动乱了，容易形成血栓，血栓脱落掉在脑血管内形成栓塞，造成脑部大面积坏死。

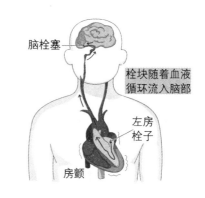

脑栓塞

栓块随着血液循环流入脑部

左房栓子

房颤

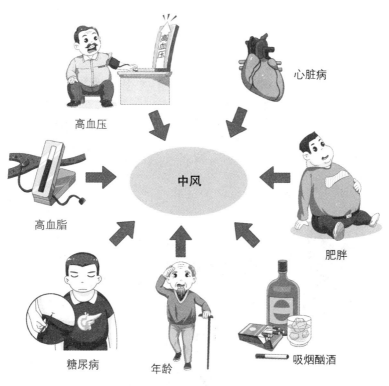

高血压

心脏病

高血脂

中风

肥胖

糖尿病

年龄

吸烟酗酒

（55岁以后更易发生中风）

可干预的因素

二、常见的症状有哪些？

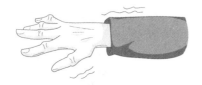

肢体无力麻木（单侧常见）

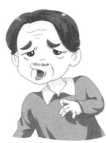

口角歪斜

我……啊……嗯呃

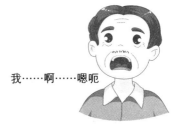

言语不利

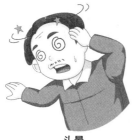

头晕

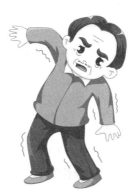

行走不稳

三、得了脑梗死怎么办？

脑梗死多是不可逆的，可直接导致死亡或伤残，若及时恢复血流，就可以抢救坏死的组织。一旦出现症状，立即拨打 120，使用急救车将患者送往最近的医院，3 小时内进行静脉溶栓术，这是最重要的恢复血流的措施。

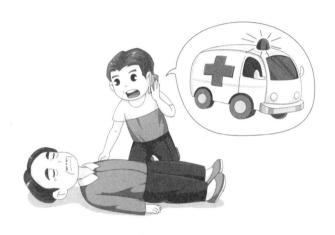

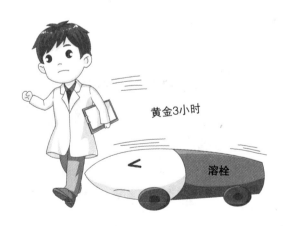

黄金3小时

溶栓

四、怎么预防脑梗死？

均衡膳食，远离三高

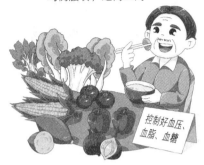

坚持运动，控制体重

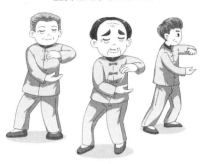

戒烟戒酒，定期体检

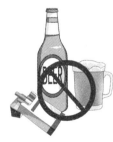

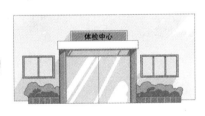

突发症状，尽早就医

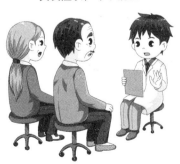

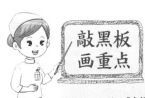

敲黑板
画重点

1. 脑梗死的重点不是治疗，而是预防。它是一种可以预防的疾病，健康的生活方式是预防脑梗死的根本。

2. 快速识别脑梗死。让患者做 3 个动作：微笑，举手，说话，英文单词是 FAST，意思是快快快！

（杨丽）

10.
国民健康"头号杀手"
——脑卒中出血兄弟篇

    55 岁的王女士，患高血压 10 年，不规则服用降压药。半小时前，王女士在买菜时，突感头痛、右侧肢体无力，数分钟后不能行走，摔倒在地，并呕吐了一次。家人马上用救护车送她入院。王女士神志清楚，言语不清。测血压：200/120mmHg。王女士得了什么病？

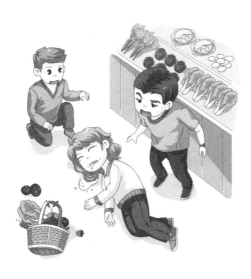

1. 什么是脑出血？

脑出血又称脑溢血，是指原发性非外伤性脑实质出血，占全部脑卒中的 20%~30%，急性期病死率较高，为 30%~40%。常发生于 50 岁以上的患者。

2. 常见症状有哪些？

常有突发的头痛、呕吐、意识障碍，严重者会有癫痫发作和不同程度的意识障碍，甚至出现昏迷和死亡。急性期过后，常留有偏瘫、半身感觉障碍、失语等后遗症。多数没有先兆，突然起病，进展快，数十分钟到数小时达高峰。

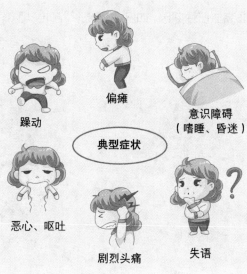

躁动

偏瘫

意识障碍
（嗜睡、昏迷）

典型症状

恶心、呕吐

剧烈头痛

失语

一、为什么会发生脑出血？

高血压是引起脑出血最多见的原因，95% 脑出血患者有高血压病史。突然情绪激动或活动增强，也会引起脑出血。

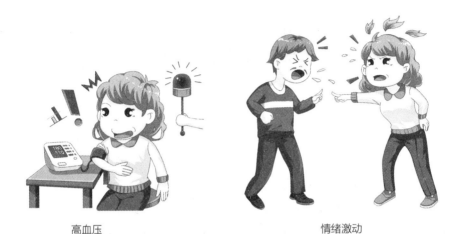

高血压   情绪激动

少数为非高血压性原因，如脑血管畸形，颅内动脉瘤，凝血功能障碍等。

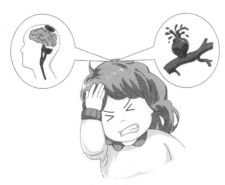   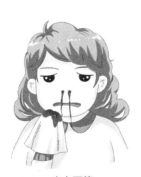

颅内动脉瘤   出血不停

二、发生脑出血后，
家属可以做什么？

1. 马上拨打 120，切勿叫喊或摇动患者。

2. 将患者平卧于床，避免情绪激动和血压升高。

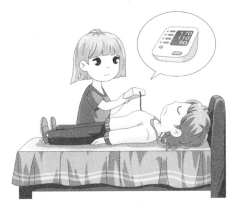

平卧，测量血压

3. 保持呼吸道通畅，头偏向一侧，松解衣物。

4. 可用冰袋或冷毛巾敷在前额，有助于止血和降低脑压。

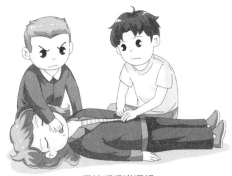

保持呼吸道通畅

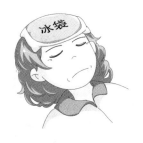

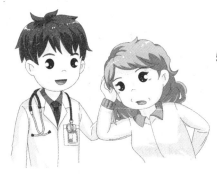

5. 及时就医。

三、发生脑出血后，有怎样的治疗方式呢？

内科一般治疗：控制血压，避免出血，降低颅内压。

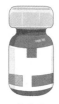 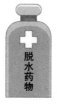 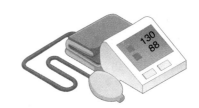

止血药　　20%甘露醇
　　　　　地塞米松
　　　　　呋塞米

外科手术治疗：开颅手术和微创手术。

开颅手术

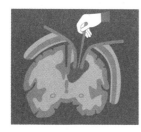

目的是清除血肿，
减少占位效应以
及继发损伤。

微创手术

优势：微创、操作简便、疗效确切、
并发症少、显著缩短住院时间。

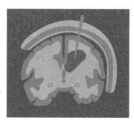

四、如何预防脑出血？

1. 关注血压，定期检查，坚持服药治疗。

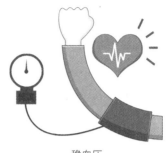

稳血压

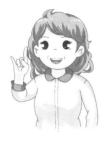

2. 持乐观情绪，知足常乐。

3. 戒烟酒，多吃蔬菜、水果、豆制品，配适量瘦肉、鱼、蛋。

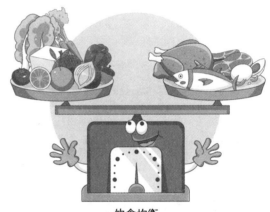

饮食均衡

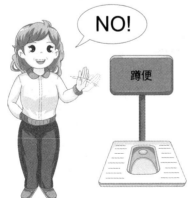

NO!

蹲便

4. 预防便秘，不蹲便。

5. 防跌倒，注意保暖，避免诱因。

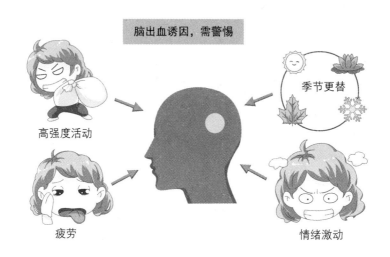

脑出血诱因，需警惕

高强度活动

疲劳

季节更替

情绪激动

6. 注意先兆症状，及时就医。

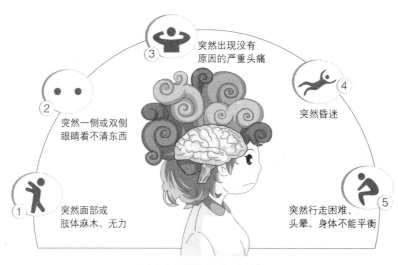

3 突然出现没有原因的严重头痛

2 突然一侧或双侧眼睛看不清东西

4 突然昏迷

1 突然面部或肢体麻木、无力

5 突然行走困难、头晕、身体不能平衡

脑出血早期信号"5突然"

1. 避免诱因，控制血压。

2. 严格按医嘱服药，坚持康复治疗。

3. 定期复查，有先兆及时就诊。

（杨丽）

11.
脑袋里的"定时炸弹"
——脑卒中出血兄弟篇

　　今年 45 岁的邹女士晨练时突发眩晕，持续约 1 分钟，缓解了些，随后出现剧烈头痛，为全脑胀痛，以顶、枕部最明显，头部位置变动时疼痛加重，剧烈时有搏动感，伴有恶心、呕吐 3 次。立即到医院检查，头部 CT 发现高密度影。医生诊断为蛛网膜下腔出血。

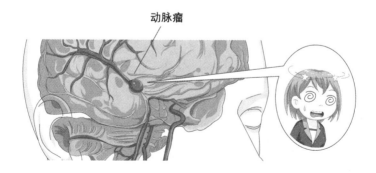

动脉瘤

蜘网膜下腔出血，是多种病因所致脑底部或脑及脊髓表面血管破裂的急性出血性脑血管病，血液直接流入蜘网膜下腔，又称为原发性蜘网膜下腔出血。

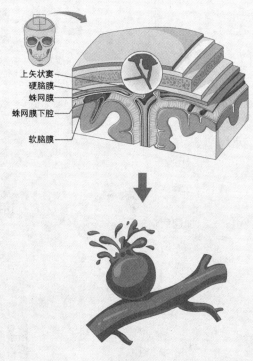

上矢状窦
硬脑膜
蜘网膜
蜘网膜下腔

软脑膜

动脉瘤破裂

一、日常生活中哪些事情会加速病情的发展？

危险因素： 吸烟、酗酒、高血压、口服避孕药。

诱发因素： 约有 1/3 的动脉瘤破裂发生于剧烈运动中，如情绪激动，咳嗽，排便等。

病因： 颅内动脉瘤和动静脉畸形破裂，最常见（57%）；高血压脑出血（15%）；还有血管病变等。

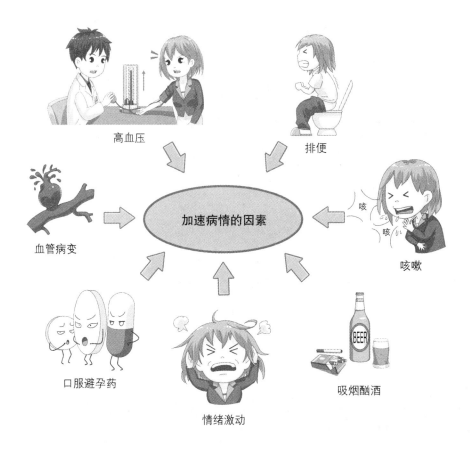

高血压

排便

血管病变

加速病情的因素

咳嗽

口服避孕药

情绪激动

吸烟酗酒

二、有什么样的特殊表现可能是蛛网膜下腔出血？

多骤发或急起。

头痛：突发，呈劈裂般剧痛。

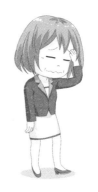

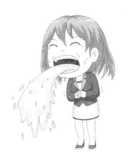

恶心、呕吐、面色苍白、
出冷汗。

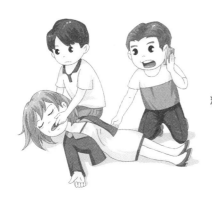

意识障碍：短暂意识模
糊至昏迷。

精神症状：谵妄、木僵、
定向障碍、虚构和痴呆。

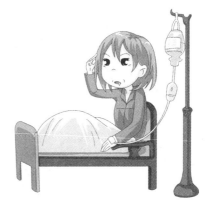

出现以下症状及时就医！

发病先兆： 突然、剧烈、持续性头痛（伴恶心、呕吐）。

颈部僵硬感，活动困难或引起头痛加重。

头晕 / 眼睑下垂。

三、健康宣教知多少，几句口诀要记好

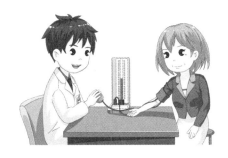

按时按量来吃药，
定期检查不能少。

保持健康勤锻炼。

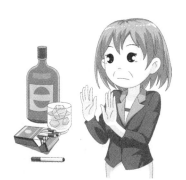

拒绝吸烟和饮酒。

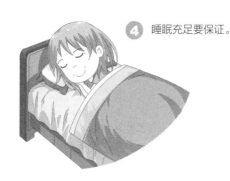

④ 睡眠充足要保证。

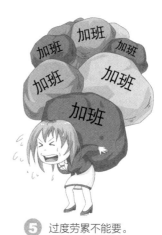

⑤ 过度劳累不能要。

保持通畅
天天如厕

⑥

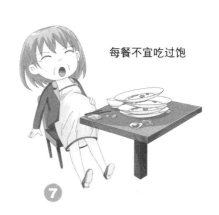

每餐不宜吃过饱

⑦

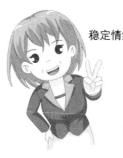

稳定情绪要保持

⑧

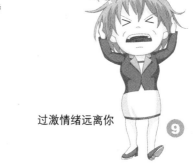

过激情绪远离你

⑨

11. 脑袋里的"定时炸弹"——脑卒中出血兄弟篇

89

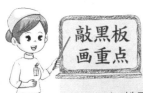

敲黑板
画重点

1. 蛛网膜下腔出血莫恐慌，及时就医寻治疗。

2. 剧烈头疼莫轻视，动脉瘤破裂事不小，手术治疗到神外。

3. 术后绝对卧床 4 周起，床头抬高 30°。

（杨丽）

12.

伤心伤脑又伤肾的
罪魁祸首

——高血压

老张退休之后，活动量减少了，最大的爱好就是每天晚上喝些白酒。近一周他经常觉得心跳急促，头也发晕，于是来门诊检查，测量血压160/95mmHg，诊断为高血压。

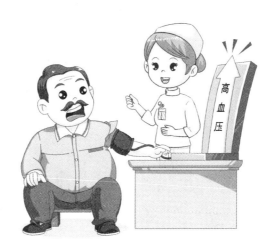

协和护士小课堂

什么是高血压？

高血压是以体循环动脉血压升高为主的心血管综合征。在未使用降压药物的情况下，收缩压 >140mmHg 和 / 或舒张压 >90mmHg。根据病因可分为原发性和继发性两大类。原发性高血压其具体原因不明；继发性高血压是由某些确定的病因所导致的血压升高，例如肾动脉狭窄。

一、什么原因导致高血压？

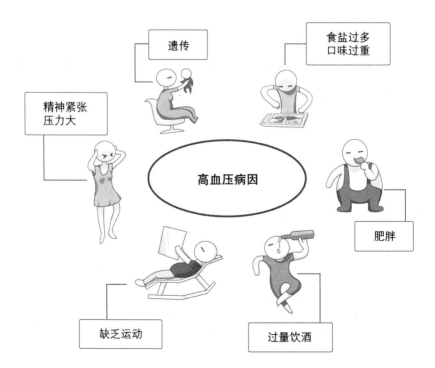

二、高血压常见的症状有哪些？

大多数高血压没有明显症状，有的会出现以下症状：

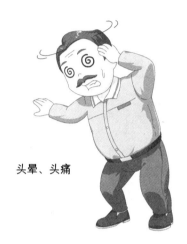

头晕、头痛

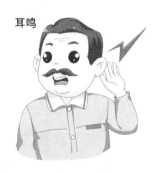

耳鸣

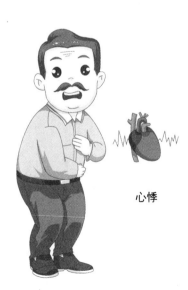

心悸

三、得了高血压，有哪些危害？

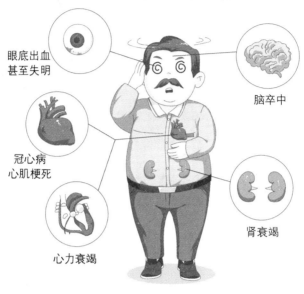

眼底出血
甚至失明

脑卒中

冠心病
心肌梗死

肾衰竭

心力衰竭

高血压危害

四、得了高血压怎么办？

1. 在医生指导下用药。按时、按量服药，避免漏服药或间断服药。症状好转仍需要坚持用药，不要随意停药。

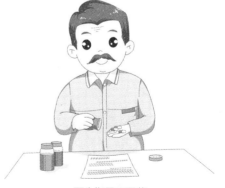

医生指导下用药

2. 进行自我血压监测。每日早晚测量血压，测量前坐位休息 5 分钟后，测量 2~3 次，间隔 1 分钟。早上测量血压应于起床后 1 小时内进行，晚间血压测量于晚饭后、上床睡觉前进行。血压控制良好每周测量至少 1 天。

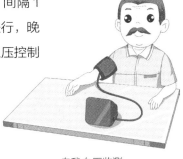

自我血压监测

3. 生活方式要改变

（1）合理膳食，平衡膳食。饮食以水果、蔬菜、低脂奶制品、全谷物、植物蛋白质为主。

中国居民膳食宝塔

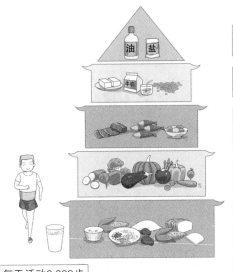

油	25~30克
盐	<6克

奶类及奶制品	300克
大豆类及坚果	25~35克

畜禽肉	40~75克
水产品	40~75克
蛋类	40~50克

蔬菜类	300~500克
水果类	200~350克

谷薯类	250~400克
全谷物和杂豆	50~150克
薯类	50~100克

水	1 500~1 700毫升

每天活动 6 000 步

（2）减少钠盐摄入，使用控盐勺，每人每日摄入量<6克。减少含钠高的调味品（味精、酱油）；避免食用加工食品，如咸菜、火腿和腌制品。

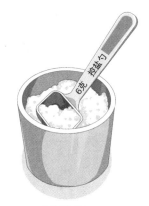
使用控盐勺

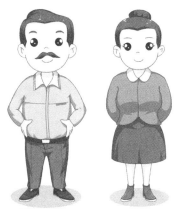
男性腰围<90厘米　女性腰围<85厘米
控制体重

（3）控制体重。身体质量指数（BMI）=体重（kg）/身高^2（m^2）<24；男性腰围<90cm，女性腰围<85cm。超重和肥胖患者减重。

（4）增加运动。中等强度，每周4~7次，每次30~60分钟。每天累计30~60分钟的中等强度有氧运动（如慢跑、骑自行车、游泳等）。

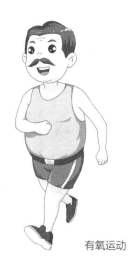
有氧运动

（5）不吸烟，彻底戒烟，避免被动吸烟。建议高血压患者不饮酒。

（6）减轻精神压力，保持心理平衡。减慢生活节奏，愉快、乐观地生活。

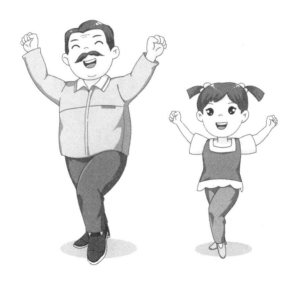

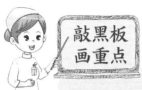

敲黑板
画重点

　　减少高血压危害，良好控制血压应该重视生活方式的改变。

　　1. 低钠饮食和平衡膳食。

　　2. 控制体重和增加运动。

　　3. 戒烟戒酒和减轻压力。

（吴楠　余旻虹）

13.
"心疼" 就要及时治
——冠心病

刘大爷平素身体健康，性情开朗，退休后经常参加社区组织的各种活动。有一天，刘大爷在爬山活动中突然觉得自己胸前发闷，胸口像有个大石头，必须要坐下来休息一会儿才能缓过来。刘大爷觉得很奇怪，就去医院检查，医生告诉刘大爷得了冠心病。

冠心病是什么？这是怎么得的？

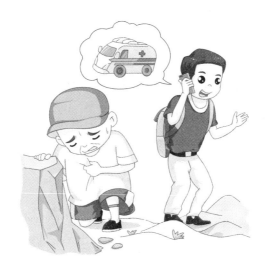

1. 什么是冠心病？

冠心病是冠状动脉粥样硬化性心脏病的简称，指由冠状动脉给心脏供血的血管发生粥样硬化，引起血管管腔狭窄甚至闭塞，导致心肌缺血甚至坏死的心脏病。

2. 冠心病都有什么感觉呢？

胸痛，尤其是活动或者劳累后的胸痛，有时会连带腮帮子、后背、肩膀、左胳膊疼，以闷痛为主，可以是压迫感或者烧灼感，也有人表现为气短、少部分人为心慌。如果比较严重，可有大汗、恶心、呕吐的表现。

一、什么原因导致冠心病？

总是听说冠心病，但为什么会得这种病呢？冠心病形成的原因很多，主要有两类因素，即不可改变的因素和可改变/可控制的因素。

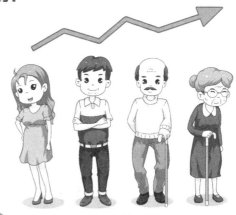

❶　　　　年龄

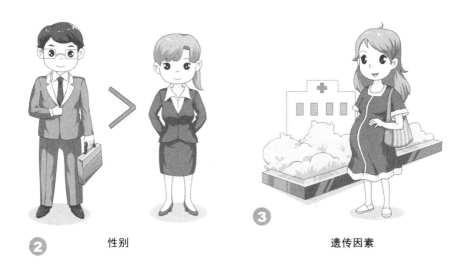

② 性别

③ 遗传因素

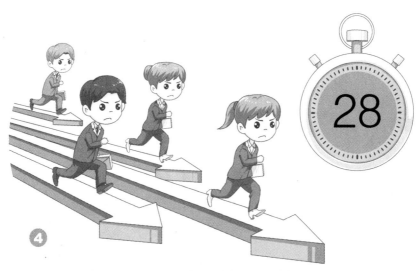

④ 性格因素：A 型性格者（好竞争、对工作有紧迫感）

不可改变的因素

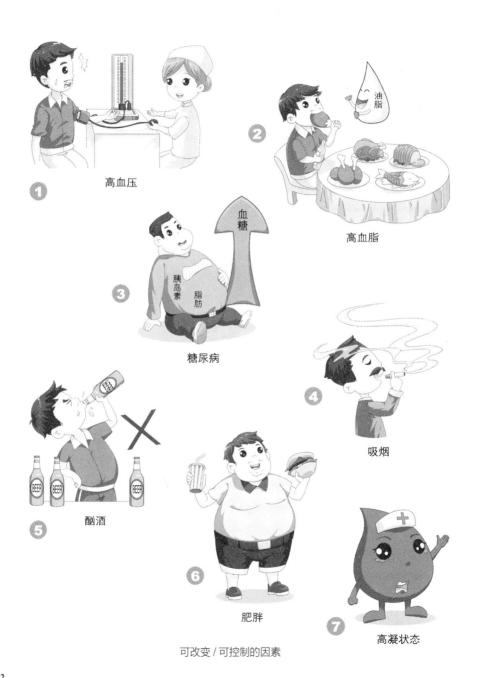

可改变 / 可控制的因素

二、得了冠心病怎么办？

应立即到医院就诊，遵医嘱采取相应的治疗措施。目前治疗冠心病主要有三个手段：药物治疗、介入治疗、外科手术治疗。

三、如何预防冠心病？

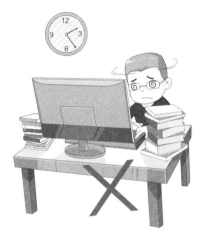

避免劳累，保证充足睡眠

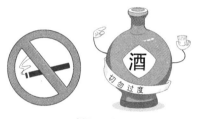

戒烟、限酒

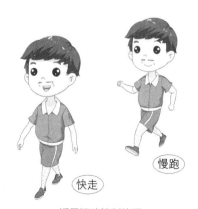

慢跑

快走

适量运动控制体重

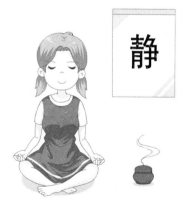

心态平和，避免情绪激动

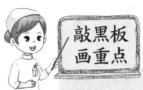

敲黑板
画重点

1. 冠心病主要以胸痛为主。

2. 应避免不良生活习惯，积极控制高血压、高血脂及高血糖。

3. 及时就医，遵医嘱服药。

（马芳芳）

14.
心脏不规则跳动
——原来是房颤惹的祸

**故事
情境**

老李最近一周心情不太好，和家里人吵了几次架后间断出现心慌，自觉心跳乱，并且伴有胸闷、头晕，还出现活动耐力下降，于是怀疑自己得了冠心病，赶紧到医院就诊，做了心电图检查，医生告诉老李，心电图提示心房颤动。

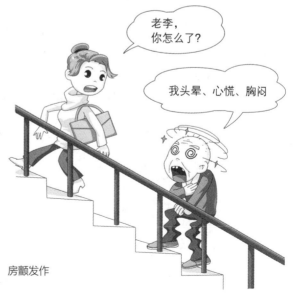

老李，
你怎么了？

我头晕、心慌、胸闷

房颤发作

什么是房颤？

心房颤动简称房颤，指心房规律电活动丧失，代之以快速无序的颤动波，表现为心脏不规则的跳动，通常跳动过快的情况。是临床常见的心律失常。按照发作频率和持续时间可分为阵发性房颤、持续性房颤、长程持续性房颤和永久性房颤。房颤时心脏正常节律消失，心律不齐。

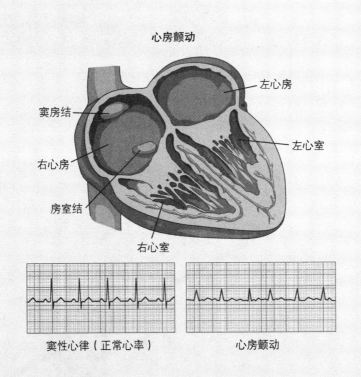

心房颤动

左心房
窦房结
左心室
右心房
房室结
右心室

窦性心律（正常心率）　　　心房颤动

一、什么原因导致房颤？

　　高龄是房颤的一个非常重要的原因。此外,有高血压、瓣膜病、心肌梗死、心力衰竭以及非心脏疾病,如甲亢、肥胖、睡眠呼吸暂停综合征、糖尿病、酗酒、吸烟,也容易促发房颤。还有遗传因素也可以导致房颤发生。

房颤原因

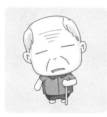

老年人

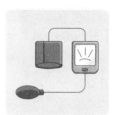

高血压

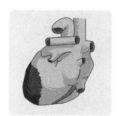

心肌梗死

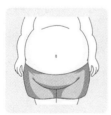

肥胖

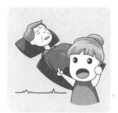

睡眠呼吸暂停综合征

酗酒

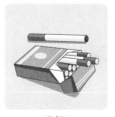

吸烟

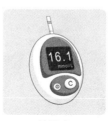

糖尿病

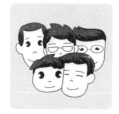

遗传因素

14. 心脏不规则跳动——原来是房颤惹的祸

二、房颤常见的症状有哪些？

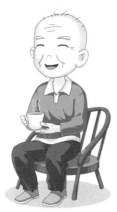

少数患者无明显症状

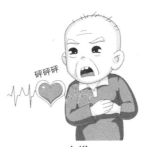

心慌

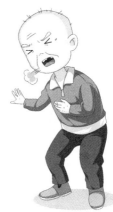

胸闷

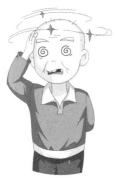

头晕

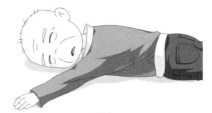

晕倒

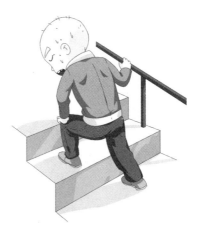

运动耐量下降

三、得了房颤，有哪些危害？

如果未经治疗，房颤将是脑卒中的一个主要危险因素。

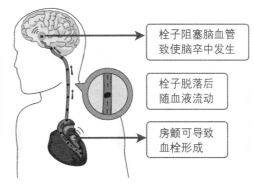

- 房颤是脑卒中的最主要病因。
- 房颤患者的脑卒中发生率较无房颤者增加近5倍。

栓子阻塞脑血管致使脑卒中发生

栓子脱落后随血液流动

房颤可导致血栓形成

房颤导致脑卒中

还会导致生活质量下降、痴呆、心力衰竭，甚至意识丧失。

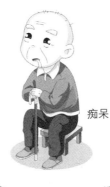

痴呆

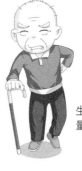

生活质量下降

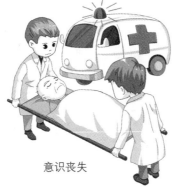

意识丧失

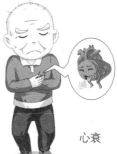

心衰

四、得了房颤怎么办？

1. 转复心律。 房颤转复为窦性心律的方式有自动转复、药物转复、电转复及导管消融。

导管消融改善症状

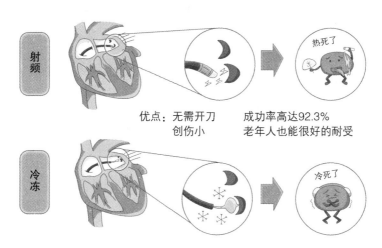

优点：无需开刀 创伤小　成功率高达92.3% 老年人也能很好的耐受

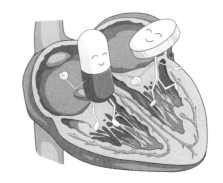

2. 控制心室率。 快而不规则的心室率是引起患者心悸、不适症状的主要原因，可遵医嘱服用控制心室率的药物。心室率控制目标为：静息时心率在 60~80 次 /min，中度活动时心率在 90~115 次 /min。

3. 防治血栓栓塞。 房颤患者的心房不能规律地收缩、舒张，血液容易在心房内瘀滞，凝固形成血栓。血栓脱落后随着血液循环，"堵塞"在身体的各个部位，其中"堵塞"在脑血管的概率最大，危害也最大。因此，要遵医嘱服用抗血栓药物。

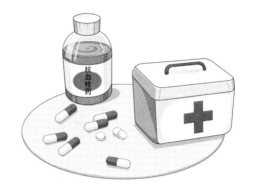

五、怎么预防房颤？

1. 控制好危险因素。 高血压要积极控制血压水平，减少血压波动；糖尿病患者使血糖达标；冠心病患者控制好血脂水平，防止心肌梗死；治疗呼吸睡眠暂停。

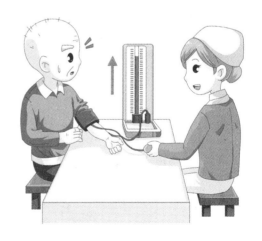

2. 管理体重。肥胖是发生房颤的一个重要危险因素。肥胖者往往伴有左心房直径增大，当减肥后逆转左心房扩大时，房颤发生风险随之降低。

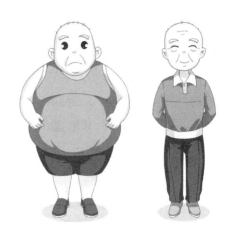

酒

3. 限制饮酒。酒精毒性可导致心肌纤维化。酒精摄入是发生房颤、血栓栓塞事件以及导管消融术后复发的危险因素。

4. 限制咖啡因。咖啡因易促发不规则心律，应限制或避免大量服用含有咖啡因的物质如咖啡等。

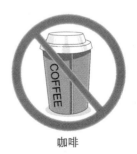

咖啡

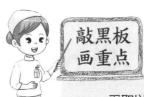

采取以下措施预防房颤：

1. 控制危险因素。

2. 管理体重。

3. 限制饮酒。

4. 限制服用含咖啡因的物质。

（吴楠　余旻虹）

15.

久咳不愈的"老烟枪"
要注意了

——慢性阻塞性肺疾病

**故事
情境**

张爷爷抽烟有几十年了，咳嗽也有很多年了，一直没在意，最近受凉后咳嗽加重，尤其是早上，说话都觉得费劲，气短憋得慌。赶紧去医院就诊，经过一些检查，张爷爷被确诊为慢性阻塞性肺疾病！

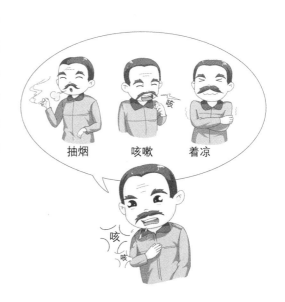

什么是 COPD ？

慢性阻塞性肺疾病（简称慢阻肺，缩写 COPD），是指气道因各种外界因素变窄且受损，阻碍呼吸，因而造成呼吸困难和疲劳。它是一种严重的、难以治愈的，呈渐行性进展的疾病，但一些治疗可带来缓解。

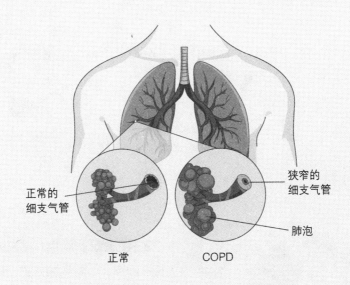

正常的
细支气管

狭窄的
细支气管

肺泡

正常　　　　COPD

115

一、什么原因导致 COPD?

1. 吸烟、二手烟。 吸烟，是 COPD 最重要的发病因素，被动吸烟也可能导致呼吸道症状及 COPD 的发生。

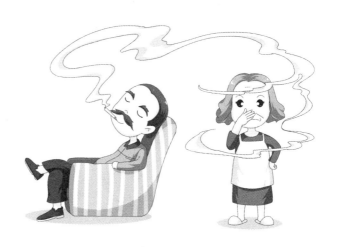

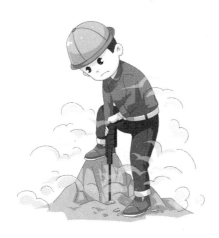

2. 接触职业粉尘。 比如接触某些特殊的物质、刺激性物质、有机粉尘及变应原能使气道反应性增加。

3. 大气污染。 比如大气中的氧化氮、二氧化硫等化学物质，对支气管黏膜有刺激和细胞毒性作用。包括室内空气污染和室外空气污染。

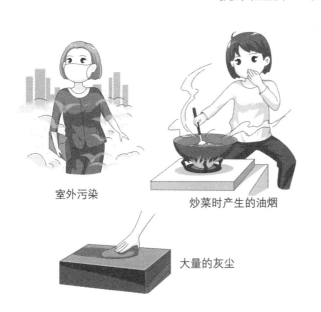

室外污染

炒菜时产生的油烟

大量的灰尘

4. 遗传因素。 α_1-抗胰蛋白酶的重度缺乏是血中抗蛋白酶成分 α_1-抗胰蛋白酶缺乏引起的一种先天性代谢病，通过常染色体遗传，与非吸烟者的肺气肿形成有关。

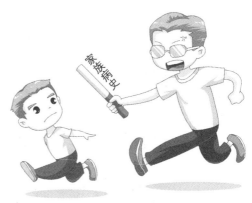

5. 呼吸道感染。 它是 COPD 发病和加剧的重要因素。

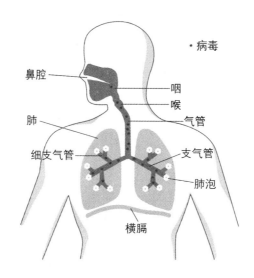

二、常见症状有哪些?

COPD 的主要症状就是咳、痰、喘。

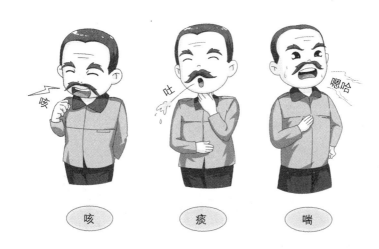

三、得了 COPD 怎么办？

1. 遵医嘱服用或者吸入药物，可以减少或消除症状，改善健康状态。

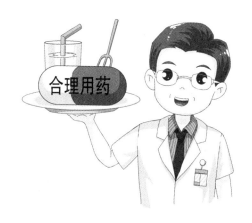

2. 稳定期缺氧的患者，可按医生医嘱进行长期家庭氧疗。

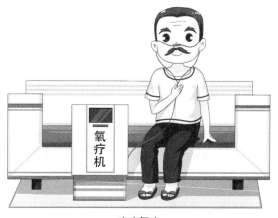

家庭氧疗

3. 根据不同体质选择合理的肺康复锻炼。

（1）常用的肺康复的呼吸锻炼方法：缩唇呼吸、腹式呼吸。

腹式呼吸

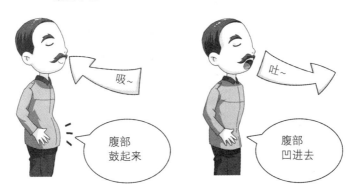

嘴唇紧闭，鼻孔吸气，边吸边念 123

缩唇呼吸

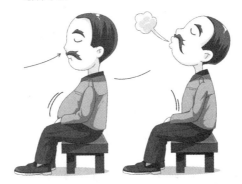

缩唇像吹口哨，边呼边念 123456

（2）常用的肺康复的运动锻炼方法：有氧锻炼、抗阻／力量锻炼。

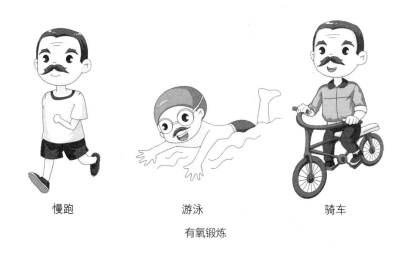

慢跑　　　　　　　游泳　　　　　　　骑车

有氧锻炼

4. 饮食宜清淡易消化，同时富含营养。少食多餐，每餐不宜过饱。

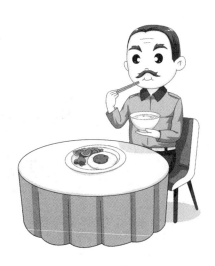

5. 预防感冒。依气候变化增减衣物；定期接种流感疫苗及肺炎疫苗。

四、怎么预防 COPD？

1. 戒烟是最有效、也是最经济的最佳干预措施，可降低发展为 COPD 的风险。

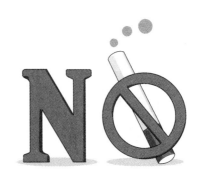

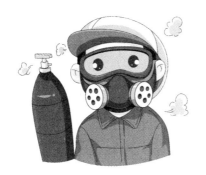

2. 改善有毒环境或者做好职业防护，减少有害物质的吸入。

3. 改善室内空气质量，可以合理使用空气净化设备。

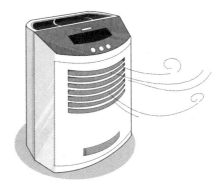

敲黑板
画重点

1. COPD 患者要及时戒烟，远离二手烟。

2. 常见症状有慢性咳嗽、咳痰，活动后气短及呼吸困难，喘息和胸闷等。

3. 如若发生类似情况，一定要及时就医，及时治疗，避免病情延误。

4. 康复时遵医嘱进行氧疗及呼吸训练。

（李梅）

16.
不是所有人都适合"撸猫"

——支气管哮喘

小明在和父母吃海鲜过程中突然呼吸困难，还带有哮鸣音，小明父母吓坏了，赶紧带小明去医院。经过医生的检查，小明被确诊为支气管哮喘。治疗后，症状也得到了很明显的改善。

什么是哮喘，会有什么样的症状，又是如何引发的哮喘呢？

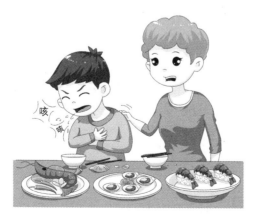

吃海鲜突发支气管哮喘

协和护士小课堂

什么是支气管哮喘？

支气管哮喘是一种气道慢性炎症，由多种细胞包括嗜酸性粒细胞、肥大细胞、T淋巴细胞、中性粒细胞等，以及多种细胞组分参与的气道慢性炎症性疾病。通常在夜间或凌晨发生喘息、呼吸急促、胸闷和咳嗽等症状，甚至导致气道重塑，即因腺体及上皮层的增生与肥厚，使患者的支气管壁较正常人增厚，并发生气道组织的结构变化。

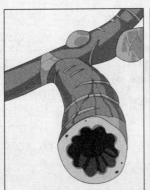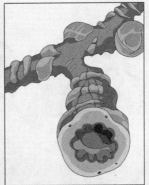

哮喘气道重塑

一、导致哮喘的原因

1. 遗传因素。哮喘患者的亲属患病率高于群体患病率。

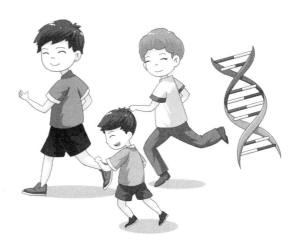

2. 环境因素。所处环境中存在容易接触的过敏原，如尘螨、花粉、灰尘、真菌、动物毛屑、化学气体等。

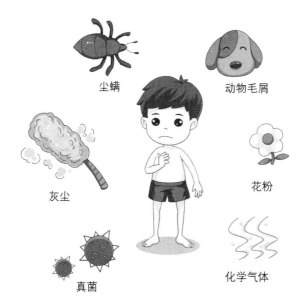

尘螨

动物毛屑

灰尘

花粉

真菌

化学气体

3. 食物因素。 如鱼、虾、蟹、蛋类、牛奶、花生、菠萝等，容易引起哮喘发作的食物。

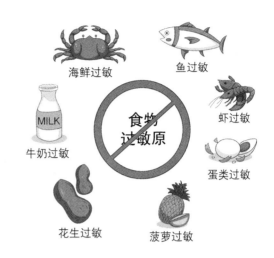

海鲜过敏　　鱼过敏

虾过敏

牛奶过敏

蛋类过敏

花生过敏　　菠萝过敏

食物过敏原

4. 药物因素。 某些药物，比如普萘洛尔、阿司匹林，可能会导致哮喘形成或是发作。

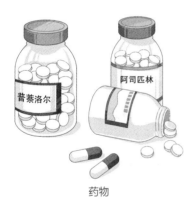

普萘洛尔　　阿司匹林

药物

5. 其他。 比如气候变化、运动、妊娠、情绪紧张等，也是哮喘诱发的因素。

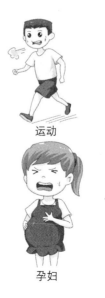

运动　　　情绪紧张

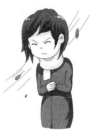

孕妇　　　气候变化

二、哮喘的常见症状

反复发作的喘息、胸闷、咳嗽、呼吸困难等症状。常在夜间和／或凌晨发作或加重。

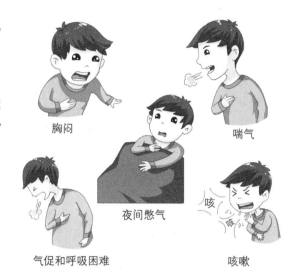

胸闷

喘气

夜间憋气

气促和呼吸困难

咳嗽

三、得了支气管哮喘怎么办？

1. 按医嘱要求用药

（1）急性期用药：轻度或部分中度急性加重的患者可以在家庭中进行自我处理。患者可以根据病情轻重每次使用2~4喷的硫酸沙丁胺醇吸入气雾剂或者布地奈德福莫特罗粉吸入剂，直到症状缓解，但尽量不要超过8喷。如果症状持续不缓解，或者病情很重的患者应尽快去急诊或呼吸专科就诊。

（2）缓解期用药：对于稳定期的控制用药，一般以吸入激素为基础，如布地奈德粉吸入剂。同时加上一些支气管扩张剂，如沙丁胺醇、特布他林及孟鲁司特钠片等辅助用药。或使用一些联合制剂，如沙美特罗替卡松气雾剂或布地奈德福莫特罗粉吸入剂。

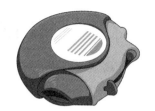
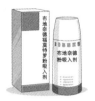

沙美特罗替卡松气雾剂

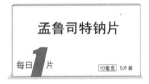

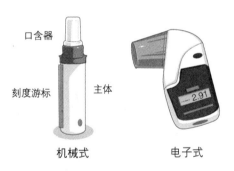

口含器

刻度游标　　　主体

机械式　　　　电子式

峰流速仪

2. 日常管理

（1）使用哮喘问卷评估，如哮喘控制测试（ACT）问卷，用于判断哮喘控制情况。

（2）使用家用峰流速仪监测峰流速，可预测是否哮喘急性发作。

四、如何预防支气管哮喘的发作

1. 戒烟、远离吸烟者，改善肺功能，有助于病情控制。

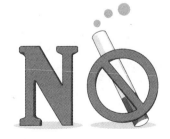

2. 坚持适当运动，增强体质，抵抗过敏原。运动前可吸入一剂快速缓解药物，剧烈运动前热身也有助于预防发作。

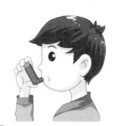

① 运动前吸入药物

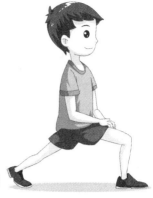

② 运动前热身

3. 若在严寒天气下户外运动，建议用宽松的围巾或口罩遮挡口鼻。

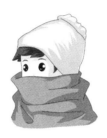

4. 室外活动应佩戴口罩、眼镜，以防花粉过敏。

5. 日常生活注意温差，及时增减衣物。

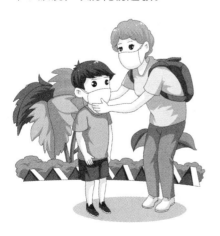

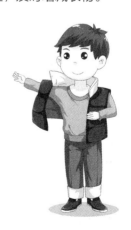

6. 勤换衣物、晾晒床单被罩，减少尘螨，保持室内空气干燥。

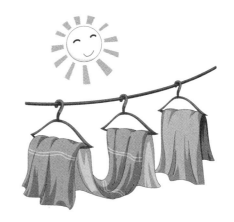

7. 远离过敏原，比如远离猫、狗、昆虫等动物，禁食易致敏食物，如鱼、虾、蟹等。

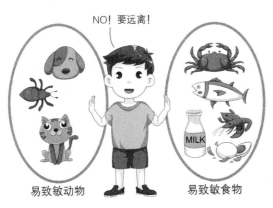

NO！要远离！

易致敏动物　　　　易致敏食物

8. 随身携带急救药物，预防哮喘症状突然发作。

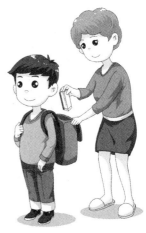

9. 保持舒畅心情，避免异常情绪引起过度换气。

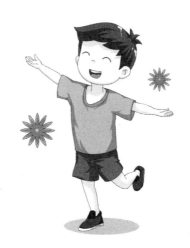

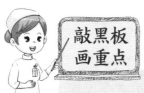

敲黑板画重点

1. 支气管哮喘是一种气道慢性炎症，无法根治，所以患者及家属要熟知预防要点，避免一些引起哮喘的因素，如尘螨、花粉、药物等。

2. 随身携带药品，有不适或是症状加重时及时就医，不要延误病情。

（李梅）

17.
甜蜜的杀手
——糖尿病

　　40 岁的吴先生，身高 171cm，体重 80kg，因工作原因经常外出就餐，并大量饮酒，近 3 个月出现烦渴，体重下降约 5kg，体检时查空腹血糖为 10mmol/L，在门诊检查后，被诊断为 2 型糖尿病。

　　我一直身体健康，怎么会得糖尿病呢？

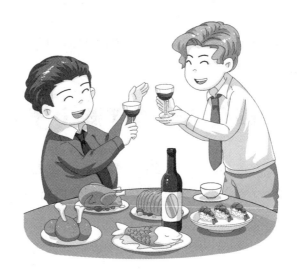

协和护士 小课堂

1. 什么是糖尿病？

由于遗传和环境因素，导致胰岛素分泌缺陷或作用障碍引起的糖、脂肪、蛋白质代谢紊乱，从而引起的以血糖升高为主要特征的慢性、全身性、代谢性、进展性疾病。

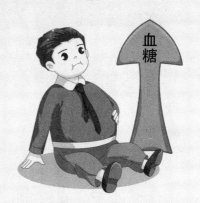

2. 哪些人易得糖尿病？

有糖尿病家族史、肥胖者、高血压与血脂异常、巨大儿分娩史、40 岁以上者，还有低出生体重等。

3. 糖尿病诊断标准是什么？

典型糖尿病症状（多饮、多尿、多食、体重下降）+ 随机血糖≥11.1mmol/L；空腹血糖≥7.0mmol/L；OGTT 试验 2 小时血糖≥11.1mmol/L。

一、高血糖会带来哪些危害？

肾脏疾病

下肢水肿　　肾功能不全、
　　　　　　肾衰

心脑血管疾病

中风、心衰　　心绞痛

视网膜病变

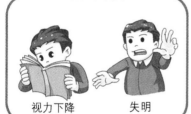

视力下降　　　失明

神经病变

腹泻或便秘　四肢麻木　感觉丧失/
　　　　　　　　　　　过敏

糖尿病足

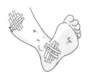

足溃疡/坏疽、截肢

下肢血管病变

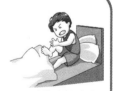

间歇性跛行　　下肢缺血性溃疡

17．甜蜜的杀手——糖尿病

二、糖尿病的分型有哪些呢？

1 型糖尿病：胰腺 β 细胞破坏导致胰岛素绝对缺乏，起病迅速，明显体重减轻或体型消瘦，常有酮尿或酮症酸中毒。

2 型糖尿病：胰岛素分泌相对不足伴胰岛素抵抗，起病缓慢，半数以上无任何症状，可伴全身肥胖和 / 或体脂分布异常（多见腹型肥胖），较少出现酮症，常伴有家族史。

妊娠糖尿病：妊娠过程中初次发现的任何程度的糖耐量异常。

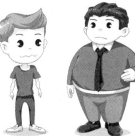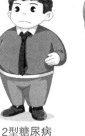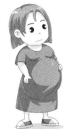

| 1型糖尿病 | 2型糖尿病 | 妊娠糖尿病 |

糖尿病的分型

三、糖尿病有哪些常见症状呢？

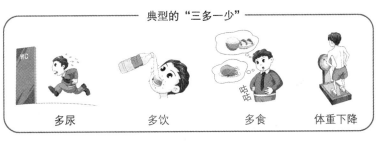

典型的"三多一少"

多尿　　多饮　　多食　　体重下降

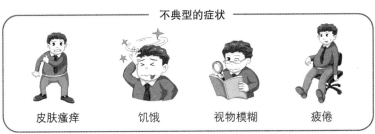

不典型的症状

皮肤瘙痒　　饥饿　　视物模糊　　疲倦

四、得了糖尿病怎么办？

应到内分泌科就诊，遵医嘱采取相应的治疗措施。

（一）得了糖尿病该怎么吃？

科学饮食是治疗糖尿病的基础。

1. 少食多餐，定时定量定餐。

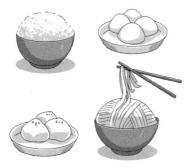

主食：
占全日总热量的50%~60%

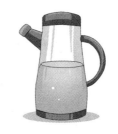

油脂类：
占全日总热量的25%~30%

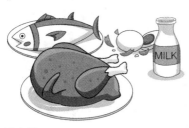

蛋白质：
占全日总热量的10%~15%

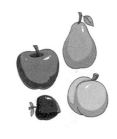

水果：
选择低糖分水果

糖尿病饮食

2. 如何知道吃多少？

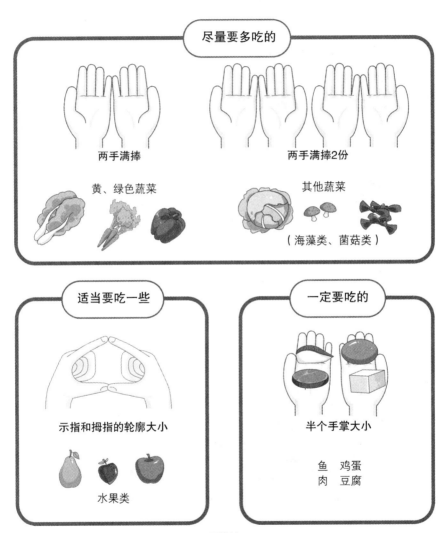

尽量要多吃的

两手满捧

黄、绿色蔬菜

两手满捧2份

其他蔬菜

（海藻类、菌菇类）

适当要吃一些

示指和拇指的轮廓大小

水果类

一定要吃的

半个手掌大小

鱼　鸡蛋
肉　豆腐

手掌法

（二）怎样运动最科学？

1. 为什么要运动？

不运动的后果

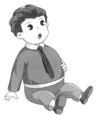

体重增加

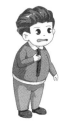

血脂升高

冠心病

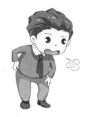

各种并发症

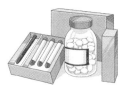

更多降糖药
更多胰岛素

运动的好处

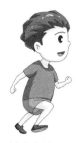

精力充沛

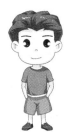

减轻体重

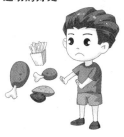

控制血糖

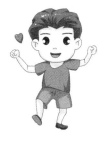

改善情绪

2. 运动前后需注意什么？

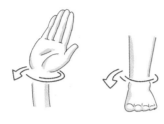

运动前：先活动关节

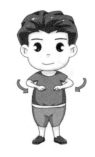

运动后：做5~10
分钟整理运动

运动时出现低血糖

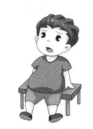

停止运动，坐下休息

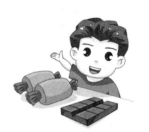

吃糖果、甜点
或喝甜果汁

运动注意事项

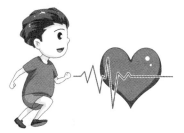

运动后心率次数以不超过
（170–年龄）为宜。

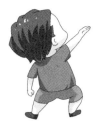

每次运动持续20~
30分钟为宜。

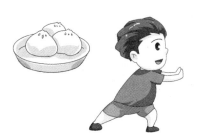

最好在餐后1小时运动。

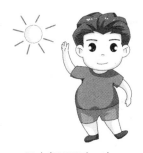

至少每天运动一次。

3. 什么运动适合糖尿病患者呢？

有氧运动

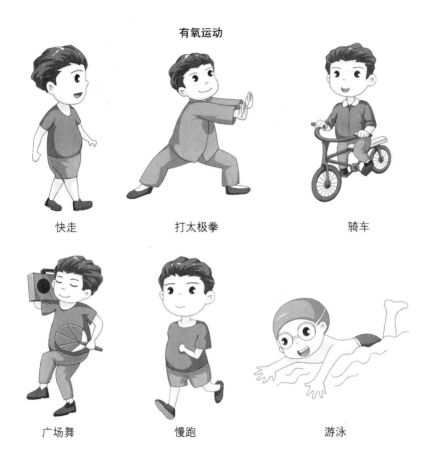

快走　　　　　　打太极拳　　　　　　骑车

广场舞　　　　　　慢跑　　　　　　游泳

抗阻运动

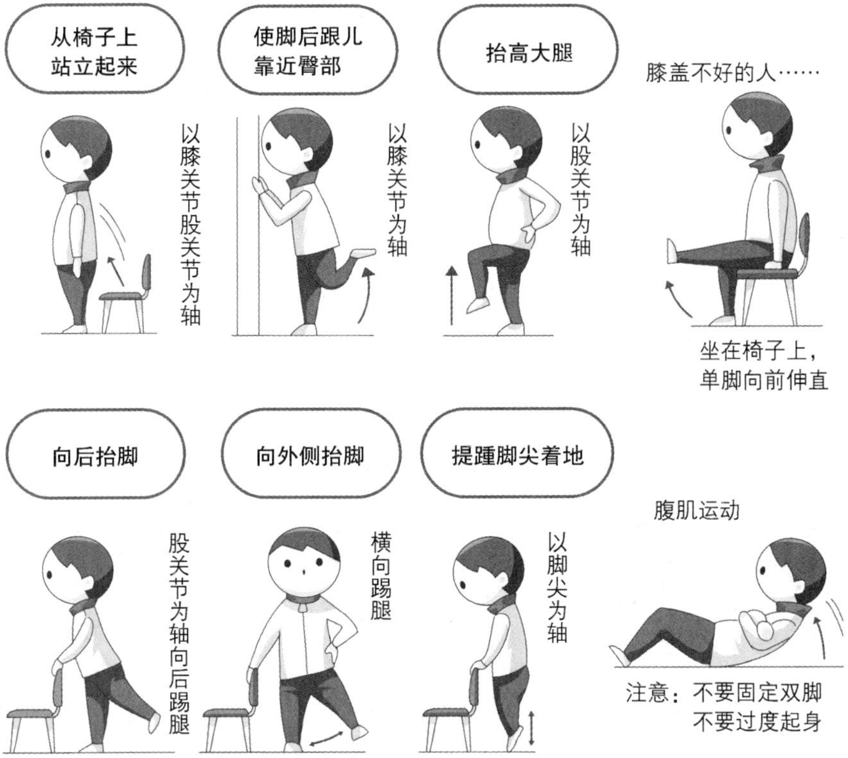
从椅子上站立起来
以膝关节股关节为轴
使脚后跟儿靠近臀部
以膝关节为轴
抬高大腿
以股关节为轴
膝盖不好的人……
坐在椅子上，单脚向前伸直
向后抬脚
股关节为轴向后踢腿
向外侧抬脚
横向踢腿
提踵脚尖着地
以脚尖为轴
腹肌运动
注意：不要固定双脚
不要过度起身

4. 哪些人不宜运动呢？

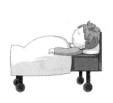

急性感染

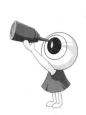

严重视网膜病

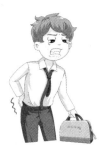

严重肾病

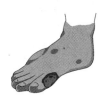

下肢坏疽或
破溃感染

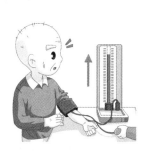

血压过高

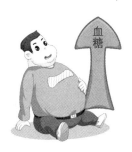

血糖控制不好

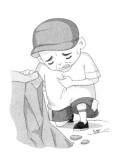

心肺功能不全

（三）日常护理

1. 正确选择鞋袜，选择宽松、柔软、透气等舒适鞋子；松口浅色棉质袜子，建议下午买鞋，新鞋第一次穿不宜时间过长。

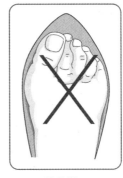 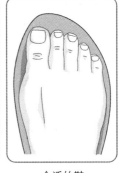

挤脚鞋　　　　　　合适的鞋

2. 如何正确修剪趾甲？

趾甲不要剪得过短，胼胝、嵌甲要由经过专业培训的医护人员修剪。

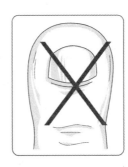 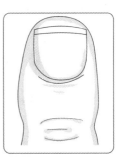

（四）发生低血糖了怎么办？

1. 低血糖有什么症状呢？

轻度症状

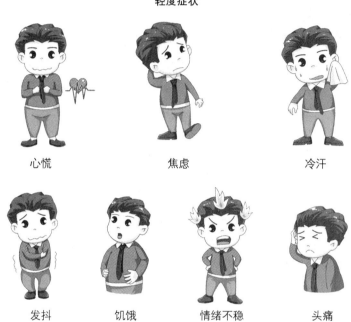

心慌　　　　　　焦虑　　　　　　冷汗

发抖　　　饥饿　　　情绪不稳　　　头痛

严重时

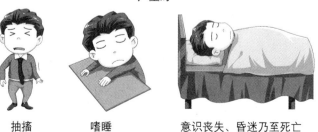

抽搐　　　嗜睡　　　意识丧失、昏迷乃至死亡

2. 出现低血糖如何应对呢？

发生低血糖时，记住两个"15"。

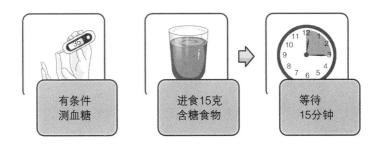

进餐后等待 15 分钟，血糖恢复正常即可；如未恢复，需重复之前的步骤。

含 15 克糖食物有：

3~5颗硬糖

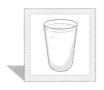

1杯脱脂牛奶（250毫升）

2~4块方糖

半杯橘汁

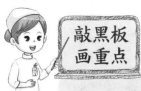

敲黑板
画重点

1. 及时就诊，遵医嘱规律用药，切勿擅自停药。

2. 科学饮食，控制每日总热量。

3. 规律生活、运动，保持良好的心情。

4. 做好自我管理，规律监测血糖，预防并发症。

（董颖越）

18.
飞不动的蝴蝶
——甲状腺功能减退症

钟女士，35 岁，近日单位体检提示自己甲状腺功能异常，到医院就诊后，医生考虑是甲状腺功能减退症。钟女士觉得很奇怪，自己身体健康，一直没有什么疾病，怎么就会得了甲状腺功能减退症呢？通过医生的询问，钟女士回想自己近 1 年月经不规律、脱发、怕冷，总觉得是工作压力大造成的，原来罪魁祸首是"甲减"造成的！

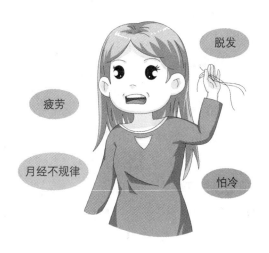

1. 什么是"甲减"呢？

所谓"甲减"，全称"甲状腺功能减退症"，是由多种原因引起的甲状腺激素合成、分泌或生物学效应不足所致的临床综合征。如果患者没有明显的临床症状，仅在化验检查中发现轻度的异常，这属于是亚临床甲减。

2. 甲状腺——人体内的小蝴蝶

甲状腺位于颈部，是我们平时常说的"喉结"下方2~3cm处，形象地说，正常成人的甲状腺呈蝴蝶状。甲状腺像一个大工厂，将血液中的碘，通过一系列复杂的生化过程合成甲状腺激素。甲状腺激素促进生长发育、调节新陈代谢、影响器官系统功能，如：对消化系统，它刺激肠道蠕动，增强食欲。

由此可见，甲状腺的正常运转对我们的身体至关重要。

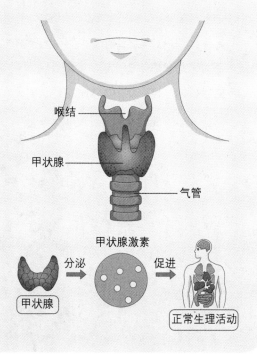

喉结

甲状腺

气管

甲状腺激素

甲状腺 分泌 促进 正常生理活动

一、甲减有哪些症状呢?

典型的甲减症状现在已不多见,新生儿筛查和定期体检多能发现。

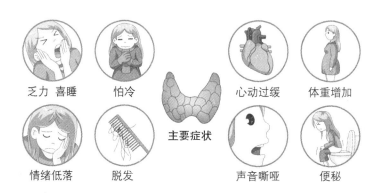

乏力 喜睡　　怕冷　　　主要症状　　心动过缓　体重增加

情绪低落　　脱发　　　　　　　　声音嘶哑　　便秘

二、得了甲减怎么办呢?

应立即到内分泌科就诊,遵医嘱采取相应的治疗。

1. 到底是不是甲减,最主要的是看甲状腺功能。甲状腺功能俗称"甲功",是抽血的检查,直接检查血液里的甲状腺激素(T_3和T_4)和促甲状腺激素(TSH)的水平。

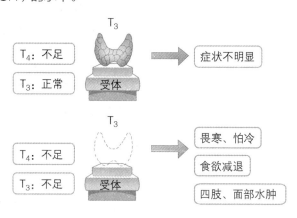

T_3

T_4: 不足　　　　　症状不明显
T_3: 正常　受体

T_3

T_4: 不足　　　　　畏寒、怕冷
　　　　　　　　　　食欲减退
T_3: 不足　受体　　四肢、面部水肿

2. 诊断甲减看甲状腺激素不就行了吗？怎么还需要查其他项目？这是因为医生在诊断甲减的时候，还需要考虑很多的问题，如：仅查甲状腺功能是否能确诊、甲减会不会只是全身疾病的表现之一？甲减对其他器官、其他合并症（如高血压、高血脂等）是否有影响？治疗甲减的药物会不会影响到其他疾病？……这一系列问题都是医生需要综合考虑的，所以会根据患者的特殊情况，进行一些必要的其他检查。

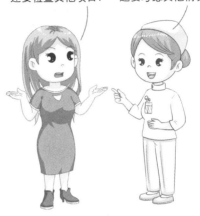

诊断甲减，为什么还要检查其他项目？

不单要看甲状腺素，还要考虑其他情况。

正规就诊

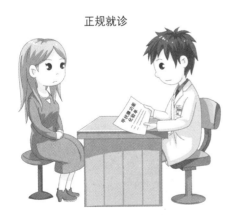

3. 虽然确诊了甲减，但却没有症状，需要治疗吗？一般甲减的诊断不取决于症状，同样的，甲减的治疗也不取决于有没有症状，而是根据化验结果来决定的，应当在医生的指导下接受正规的治疗。

4. 甲减能治好吗？其实，大多数甲减是不能根治的，需要长期随诊（抽血），定期检查。

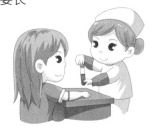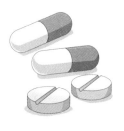

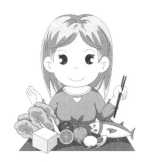

三、甲减患者的日常

1. 健康饮食，保持适当的碘摄入，不缺乏、不过量。

2. 规律作息，保持良好心态，配合长期治疗。

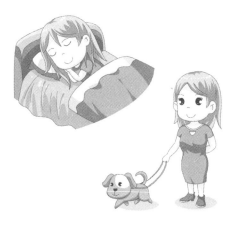

3. 不能随意停用药物，以免病情反复，更难控制。

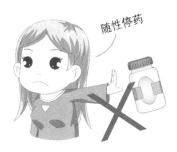

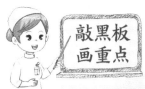

1. 按时就诊，遵医嘱规律服药。

2. 规律作息，保持良好心态，配合长期治疗。

（董颖越）

19.

静悄悄的流行病

——骨质疏松症

　　65 岁的李阿姨平时身体健康，经常外出散步，昨天下楼梯时不小心扭伤了左脚，疼痛难忍，送到医院拍了 X 线片，结果提示左侧外踝骨折，并且还有较严重的骨质疏松症。

　　平时我身体健康，身体没有什么不舒服，怎么会有骨质疏松？

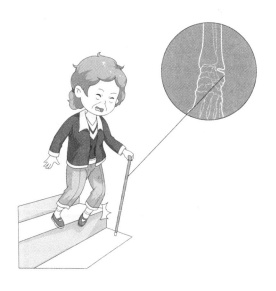

什么是骨质疏松症呢❓

骨质疏松症是一种以骨量减少，骨组织微结构破坏，导致骨脆性增加，易发生骨折为特征的全身性疾病。

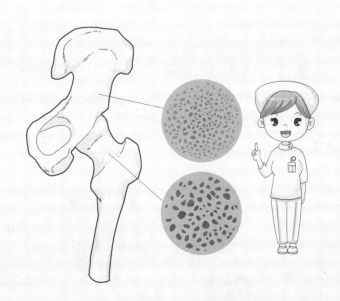

一、什么原因导致骨质疏松？

　　大约从 40 岁起，我们的骨量逐渐开始流失。引起骨质疏松的危险因素纷繁复杂，包括高龄、女性绝经、骨折家族史、长期抽烟、酗酒、长期缺乏阳光照射、缺乏锻炼、营养失调、体型过度消瘦；患有影响骨骼健康的疾病或服用影响骨骼健康的药物等。

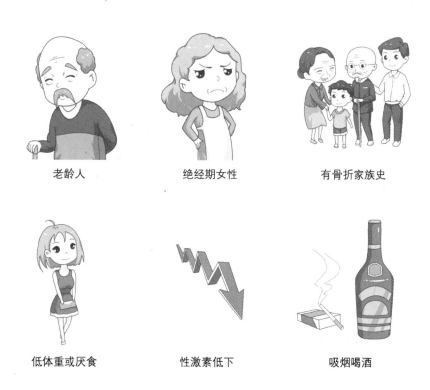

老龄人　　　　　　　绝经期女性　　　　　　有骨折家族史

低体重或厌食　　　　性激素低下　　　　　　吸烟喝酒

二、骨质疏松症的常见症状及危害有哪些？

早期无症状或症状不明显。

1. 疼痛。 腰背疼痛或全身骨痛，严重时可伴肌肉痉挛甚至活动受限。

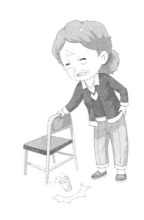

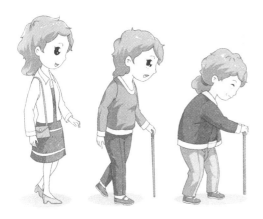

2. 身高变矮、驼背。 当驼背明显时，患者需过度伸展颈部，由此导致颈痛，肌肉疲劳；因严重驼背体型改变而出现抑郁，导致运动量进一步减少、骨量丢失，恶性循环。

3. 脆性骨折。 骨质疏松症骨折可以造成严重疼痛、日常生活能力降低，生活质量下降、工作能力丧失和残疾，甚至导致死亡率增加。

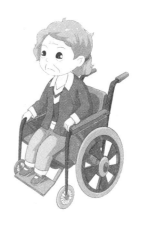

三、得了骨质疏松症怎么办？

（一）及时到医院就诊

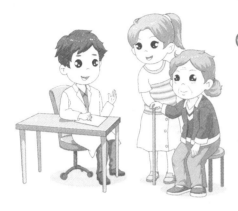

（二）进行骨质疏松症相关检查

1. 骨密度 判断骨量，进行骨质疏松症的诊断。

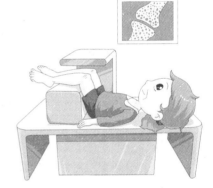

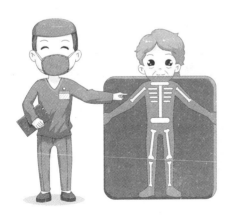

2. 胸、腰椎 X 线片 可进一步了解是否存在压缩性骨折。

3. 生化指标　主要用于对疾病的监测、药物选择、疗效观察以及由其他疾病引起骨质疏松的鉴别。

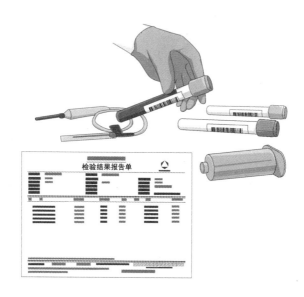

（三）遵医嘱应用治疗骨质疏松的药物

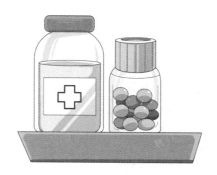

四、如何预防骨质疏松?

1. 合理膳食、保证充足钙及维生素 D 摄入　成人推荐维生素 D 每天摄入量为 400IU; 65 岁及以上老年人因为缺乏日照、摄入和吸收障碍,推荐每日摄入量为 600IU。存在维生素 D 缺乏者需要补充更大的剂量,建议在医生指导下服用。

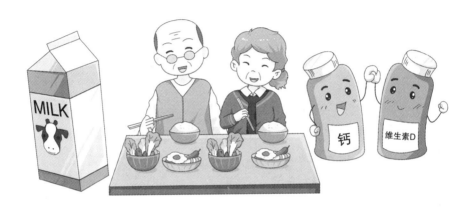

2. 纠正不良生活方式,远离烟酒、适量咖啡。

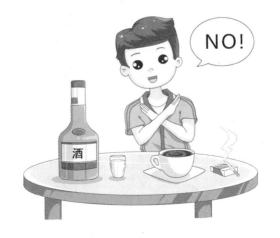

3. 高危人群定期检查。

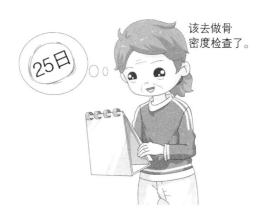

该去做骨
密度检查了。

4. 晒太阳　晒太阳时暴露四肢和面部，不能隔着玻璃及涂防晒霜，每次保证 15~30 分钟，每周至少 2~3 次。每日 11AM 至 3PM 紫外线最为充足。

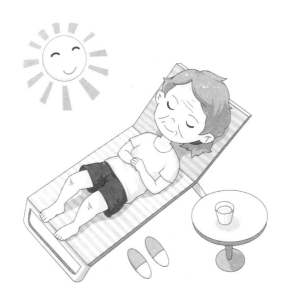

5. 预防跌倒　跌倒与我们的自身因素及环境因素密切相关。积极治疗疾病，优化环境，减少跌倒发生。

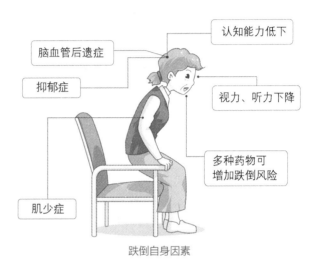

脑血管后遗症

认知能力低下

抑郁症

视力、听力下降

多种药物可增加跌倒风险

肌少症

跌倒自身因素

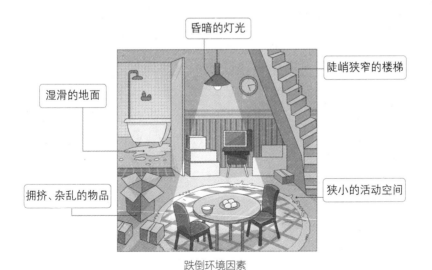

昏暗的灯光

陡峭狭窄的楼梯

湿滑的地面

拥挤、杂乱的物品

狭小的活动空间

跌倒环境因素

6. 得了骨质疏松症还能运动吗？除骨折急性期外，在医生指导下，安全、规律地进行有氧运动及抗阻运动，促进骨骼和肌肉健康。

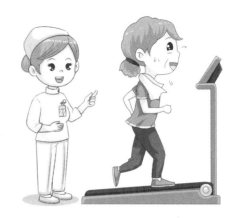

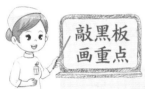

1. 均衡营养，保证钙质和蛋白质的摄入。

2. 充分日照，维持维生素 D 充足。

3. 规律运动，促进骨骼肌肉健康。

4. 戒烟限酒，避免过量饮用碳酸饮料和咖啡。

5. 高危人群定期检查。

6. 老年人预防跌倒，防止骨折发生。

（董颖越）

20.
幽门螺杆菌阳性需要治疗吗？

　　张姐最近老是觉得胃疼，昨天去体检，做了 ^{13}C 呼气试验，结果是阳性，医生说她感染了幽门螺杆菌。幽门螺杆菌是什么呢？

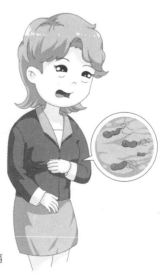

感染后胃痛

什么是幽门螺杆菌？

感染后有什么影响？

幽门螺杆菌是能在胃中生存的微生物种类。感染轻者可无症状，重者可出现胃炎、消化道溃疡、黏膜相关组织淋巴瘤，甚至演化为胃癌。

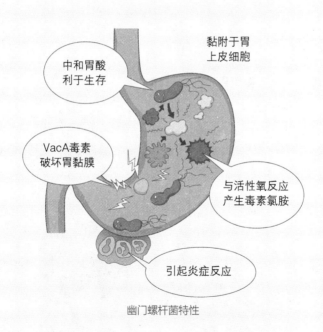

中和胃酸利于生存

黏附于胃上皮细胞

VacA毒素破坏胃黏膜

与活性氧反应产生毒素氯胺

引起炎症反应

幽门螺杆菌特性

一、幽门螺杆菌是怎么传染的？

幽门螺杆菌多通过粪口传播、口口传播。

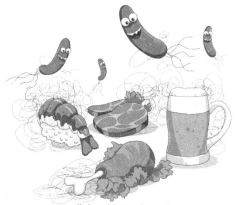

进食了被幽门螺杆菌
污染的水或食物

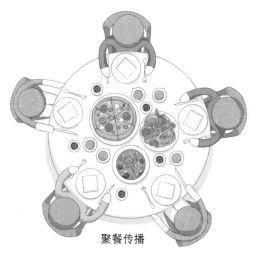

聚餐传播

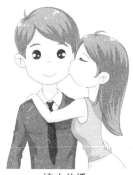

接吻传播

传播途径

167

二、感染幽门螺杆菌会出现什么症状？

大部分感染无症状，但溃疡可引起上腹不适、少量进食后产生饱腹感、腹胀、恶心、呕吐、口臭、大便呈深色或黑色、疲倦等。

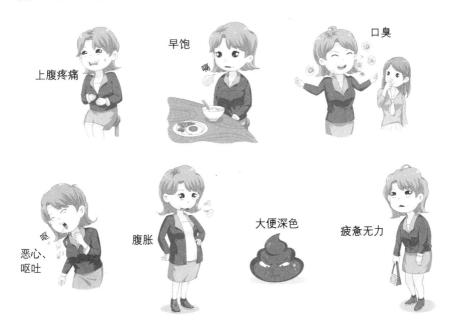

三、感染了幽门螺杆菌怎么办？

酌情选择四种药物联合治疗进行根除治疗。

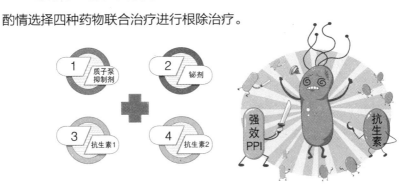

四、怎么预防幽门螺杆菌感染？

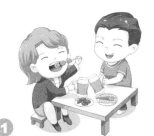

① 避免路边摊的不干净食物

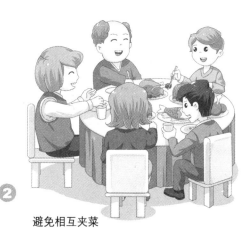

② 避免相互夹菜

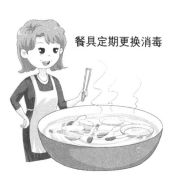

餐具定期更换消毒 ③

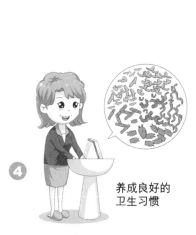

④ 养成良好的
卫生习惯

预防

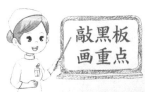

1. 幽门螺杆菌可引发多种消化道疾病，注意饮食卫生，养成良好的卫生习惯可减少感染幽门螺杆菌风险！

2. 幽门螺杆菌根除治疗。一般杀菌治疗疗程为 2 周，停用质子泵抑制剂（PPI）至少 1 个月后复查 ^{13}C 呼气试验，治疗后还需复查，是否彻底根除哦！

（尤丽丽）

21.
空腹痛、餐后痛
——小心消化性溃疡!

故事
情境

老李 1 个月前聚餐后老是胃痛，一吃饭就疼，好一会儿才缓解，医生说是得了消化性溃疡。老李怎么得的病呢?

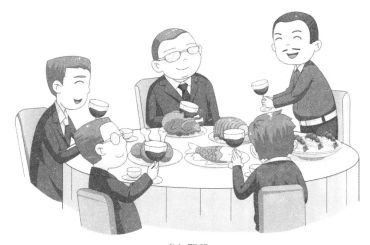

参加聚餐

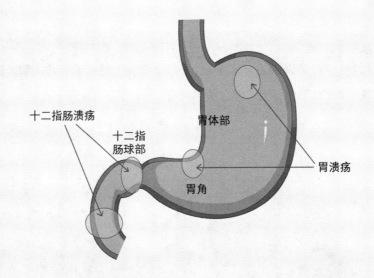

协和护士小课堂

什么是消化性溃疡？

当黏膜损害因素与自身防御修复失衡，就会发生消化性溃疡，多位于胃和十二指肠。

十二指肠溃疡

十二指肠球部

胃体部

胃溃疡

胃角

一、什么原因导致消化性溃疡形成？

长期服用非甾体抗炎药（比如阿司匹林、布洛芬等）、幽门螺杆菌感染、胃酸分泌过多、情绪紧张压力大、不良饮食习惯等。

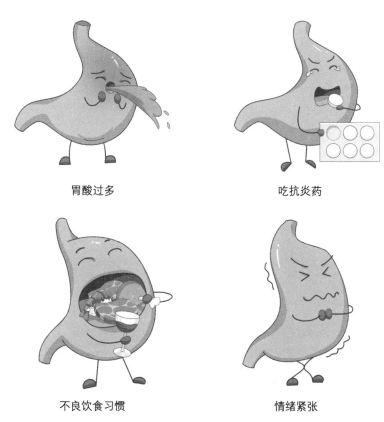

胃酸过多

吃抗炎药

不良饮食习惯

情绪紧张

危险因素

二、常见的症状有哪些？

以上腹痛为最典型的症状，呈周期性、节律性发作，十二指肠溃疡疼痛多在空腹或夜间，而胃溃疡多在餐后半小时至1小时发生。

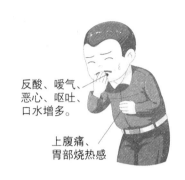

反酸、嗳气、恶心、呕吐、口水增多。

上腹痛、胃部烧热感

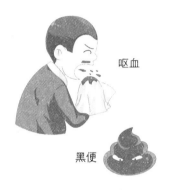

呕血

黑便

如果病情严重，出现呕血、黑便，说明存在消化道出血。

三、得了消化性溃疡怎么办？

当感到节律性上腹痛时，及时就诊，遵医嘱停止或减少非甾体抗炎药、筛查是否有幽门螺杆菌感染，必要时根除治疗。

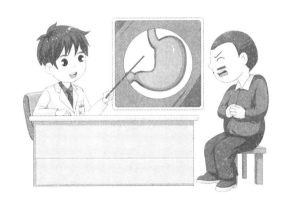

避免辛辣食物、浓茶、咖啡、酒等，服用促进溃疡愈合的药物，必要时手术治疗。

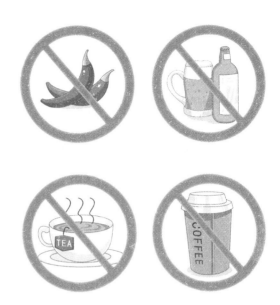

四、怎么预防消化性溃疡形成？

1. 注意卫生，使用公筷，避免幽门螺杆菌感染。

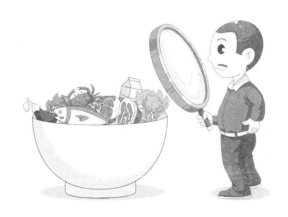

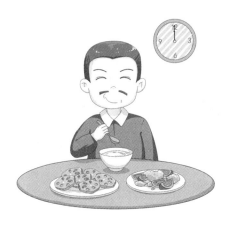

2. 饮食应该规律，少食多餐，细嚼慢咽，吃清淡、易消化饮食，不要吃坚硬、粗糙、油腻等不易消化的食物。

3. 要保持乐观情绪，注意休息，避免过度劳累和生气，减轻精神压力。

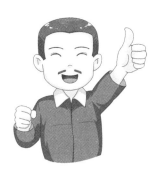

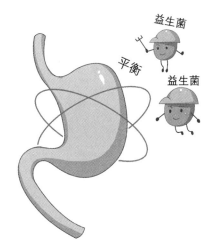

益生菌

平衡

益生菌

4. 适当摄入含有益生菌的食物，维护胃肠菌群平衡。

消化性溃疡易反复发作，讲究生活规律、定时少量多餐、避免过饥过饱，保持良好的心情是预防的重点哦！

（尤丽丽）

22.
长期大量饮酒
可引起肝硬化！

故事
情境

　　老张爱喝酒，没事就约上三五好友一起喝，1个月前去体检，B超提示脾大、腹水，医生说他得了肝硬化，跟他爱喝酒有关。

　　老张只是觉得没力气、吃不下饭，怎么就肝硬化了？这和喝酒有什么关系？

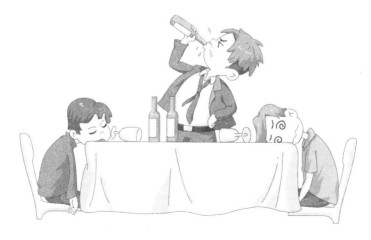

协和护士 小课堂

肝硬化是怎么形成的？

病毒或炎症长期侵犯肝脏，免疫细胞保护肝脏，也刺激纤维组织增生。这些纤维组织就是肝脏里的"瘢痕"，增生过度，肝脏变得又硬又小，形成肝硬化。

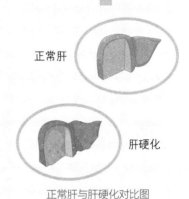

正常肝

肝硬化

正常肝与肝硬化对比图

一、哪些原因可导致肝硬化？

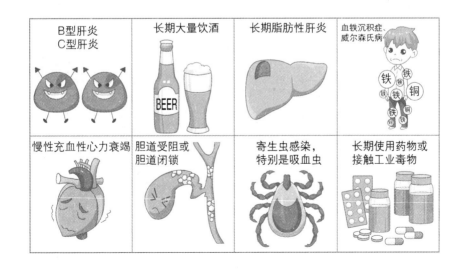

| B型肝炎 C型肝炎 | 长期大量饮酒 | 长期脂肪性肝炎 | 血铁沉积症、威尔森氏病 |
| 慢性充血性心力衰竭 | 胆道受阻或胆道闭锁 | 寄生虫感染，特别是吸血虫 | 长期使用药物或接触工业毒物 |

22. 长期大量饮酒可引起肝硬化！

二、常见的症状有哪些?

1. 代偿期（自身调节可维持功能）

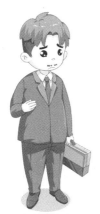

右上腹疼痛

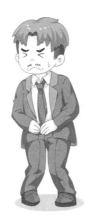

肠胃不佳

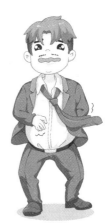

皮肤瘙痒

发热、畏寒

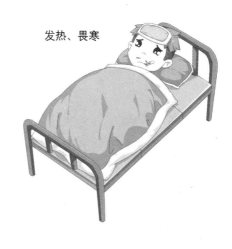

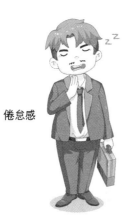

倦怠感

2. 失代偿期（自身已不能维持功能）

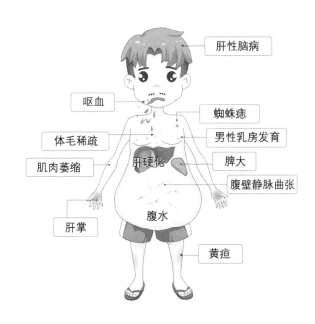

肝性脑病

呕血

蜘蛛痣

体毛稀疏

男性乳房发育

肌肉萎缩

肝硬化

脾大

腹壁静脉曲张

肝掌

腹水

黄疸

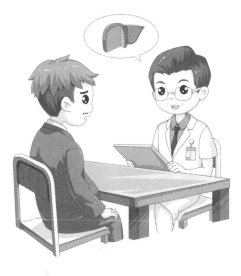

三、得了肝硬化怎么办？

及时就医，代偿期可参加轻工作，服用抗病毒药物，严禁饮酒，失代偿期遵医嘱针对病因、并发症采取相应治疗。

四、肝硬化如何预防？

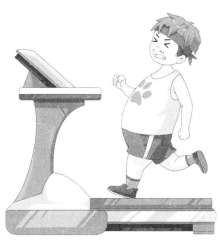

注射疫苗

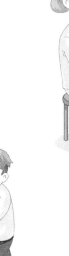

避免饮酒

肥胖者减重

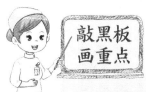

1. 肝硬化早发现、早治疗，可延缓病情进展。

2. 病毒性肝炎患者要做好日常病情监测，按时服用抗病毒药物哦!

（尤丽丽）

23.
您认识大腿根部的鼓包吗？

——腹股沟疝

**故事
情境**

今年 66 岁的老王，半年前退休了，退休后每天去公园锻炼身体，引体向上、哑铃……一点不输年轻人，但近几日总感觉右侧大腿根处酸胀不舒服，用手摸了摸，发现右侧大腿根处鼓起一个包，软软的，平躺的时候包就没了，一站起来就又出现。老王有点儿着急，到医院门诊看病，医生说这是腹股沟疝，可能和做引体向上、举哑铃有关系，需要手术治疗。

老王不明白了，锻炼身体怎么就得了腹股沟疝了呢？

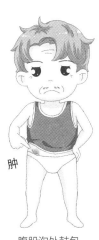

肿

腹股沟处鼓包

什么是腹股沟疝？

腹腔内脏器或组织，经腹壁薄弱点或孔隙，向体表突出而形成腹外疝，发生在大腿根处（腹股沟区）的即为腹股沟疝，男性多见，右侧多见。儿童、年轻人、中老年人都可发病。

一、什么原因导致腹股沟疝？

主要因为腹内压持续或瞬时增高，腹壁局部薄弱。

1. 常见导致腹内压力增加的因素

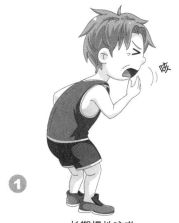

❶ 长期慢性咳嗽

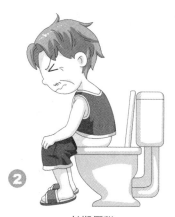

❷ 长期便秘

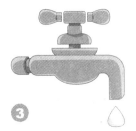

③ 长期排尿困难

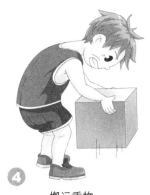

④ 搬运重物

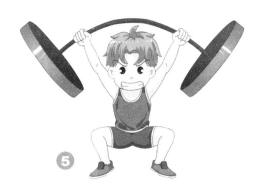

⑤ 举重

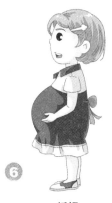

⑥ 妊娠

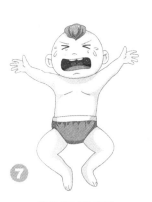

⑦ 婴儿长时间啼哭

2. 腹壁局部薄弱，常见于老年人，与腹壁肌肉萎缩有关。

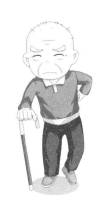

二、常见的症状有哪些？

1. 肿块（常在站立、行走、咳嗽或劳动时出现）

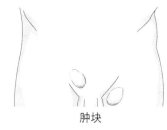

肿块

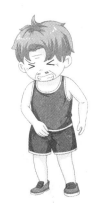

2. 胀痛

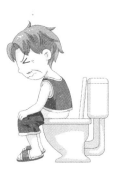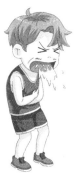

3. 当疝发生嵌顿时，会出现恶心、呕吐或腹胀、停止排气排便。

三、得了腹股沟疝后怎么办？

1. 成人腹股沟疝一般应尽早手术治疗。尤其是当疝块突然增大有明显疼痛时，应及时去医院就诊。最常见的手术方式是无张力疝修补术，方法就是将修补材料放置于腹股沟管薄弱处，以起到加强腹腹股沟管后壁的作用。

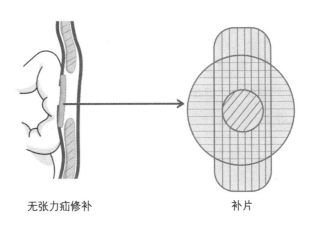

无张力疝修补　　　　　　　　补片

2. 儿童、年老体弱或伴有其他严重疾病而不能手术者，可在将疝内容物还纳后，使用医用疝带或疝托保守治疗。

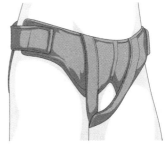

疝气带

四、怎样预防腹股沟疝？

1. 应避免所有增加腹内压的动作，比如俯卧撑、仰卧起坐、搬运重物、举重，尽量避免婴儿经常啼哭等。

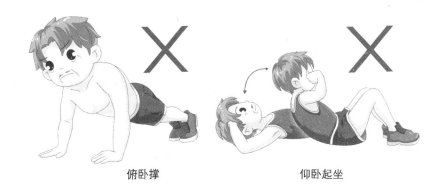

俯卧撑   仰卧起坐

2. 积极治疗原发病。

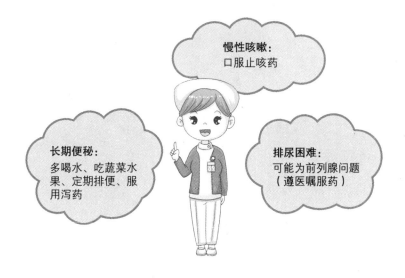

慢性咳嗽：
口服止咳药

长期便秘：
多喝水、吃蔬菜水果、定期排便、服用泻药

排尿困难：
可能为前列腺问题（遵医嘱服药）

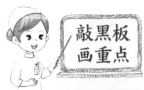

1. 腹内压持续或瞬时增高和腹壁局部薄弱是导致腹股沟疝的原因。

2. 要避免腹股沟疝的发生，应尽量减少腹内压持续或瞬时增高。

3. 一旦发现腹股沟处包块，尤其是当疝块突然增大并有明显疼痛，或出现恶心、呕吐、腹胀、停止排气排便时，应及时去医院治疗。

4. 手术是治愈成人腹股沟疝的唯一办法。

（侯海燕）

24.
甩不掉的跟屁虫
——你是不是痔疮最疼爱的人？

故事
情境

    小高是一名高三学生，平时学习非常认真，几乎除了吃饭睡觉就是坐在那里学习，就在高考前夕，痔疮犯了。内服的药吃了，外敷的药也抹了，每天晚上用热水坐浴，就是不见效，而且越来越疼，于是到医院就诊。医生检查后说："你的痔疮很严重，很疼吧。"高同学连连点头："有血、有泪，简直一部血泪史啊！"

    那么，痔疮是怎么回事儿？面对痔疮，我们又需要注意些什么呢？

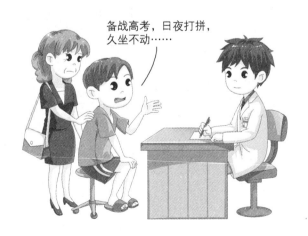

备战高考，日夜打拼，久坐不动……

191

1. 什么是痔疮？

什么是痔？此"痔"非彼"志"，从医学角度来讲，痔（俗称痔疮）是一种位于肛门部位的常见疾病，任何年龄都可发病，随着年龄的增长，发病率逐渐增高。

2. 得痔疮的人多吗？

俗话说"十男九痔，十女十痔。"人生这么长，遇到痔疮再正常不过了。甚至没遭遇过痔疮，就不算真正活过，这个痔可以让英雄气短啊！

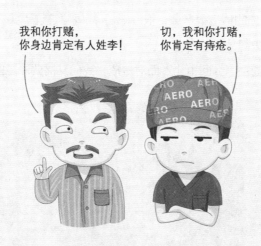

我和你打赌，你身边肯定有人姓李！

切，我和你打赌，你肯定有痔疮。

一、有"痔"之士众多，那么"痔"的成因是什么呢？

痔疮诱发因素很多，其中便秘、饮酒、食辛辣刺激食物、久坐久立是主要原因。

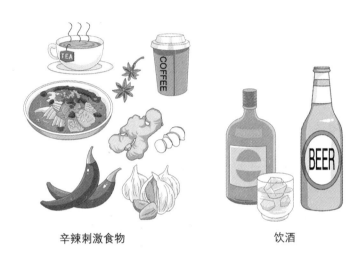

辛辣刺激食物　　　　　　　　　饮酒

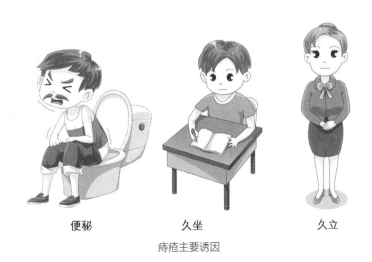

便秘　　　　　　久坐　　　　　　久立

痔疮主要诱因

二、常见的症状有哪些?

痔分内痔、外痔、混合痔。内痔在肛门里面,主要表现是出血、脱出;外痔主要是疼痛和瘙痒;混合痔则以上痛苦的症状都有。

便血

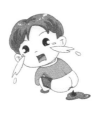

脱出:
内痔或混合痔发展到2期或以上,痔块就会脱出肛门。

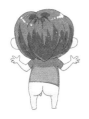

| 轻者 | 排便时脱出肛门,可自行回纳。 |
| 重者 | 需要手辅助回纳,甚至出现嵌顿,难以回纳。 |

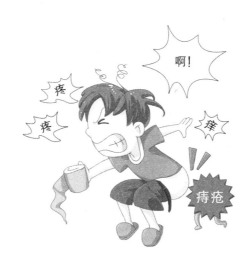

三、得了痔疮怎么办？

1. 保守治疗 不是所有痔疮都需要切掉的，轻的可以外用痔疮膏，内用痔疮栓，还可口服消肿止痛药，另外，便后清洗、温热水坐浴。

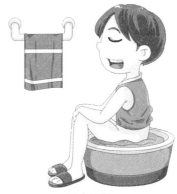

温水坐浴

2. 手术治疗 出血或脱出严重且影响生活的患者，就需要手术治疗了。

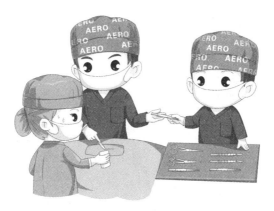

四、如何预防痔疮？

1. 饮食方面 少食辛辣刺激、油腻食物，多吃粗粮、富含纤维的水果蔬菜，避免大量饮酒。

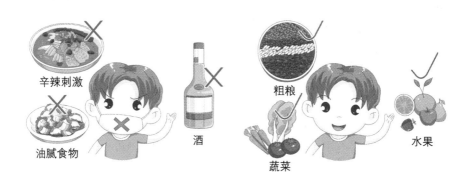

2. 工作习惯 避免久坐久站，适当做些运动，实在没时间运动，可以每天早晚做两组提肛运动，就是主动"菊花一紧"，每组 30~40 次，对预防和治疗痔疮都很有帮助。

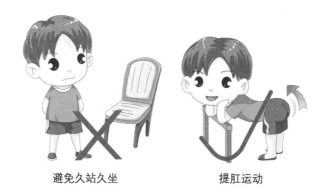

避免久站久坐　　　提肛运动

3. 排便习惯 养成定时排便习惯，排便后可用温水清洗肛门，坐浴，热敷。

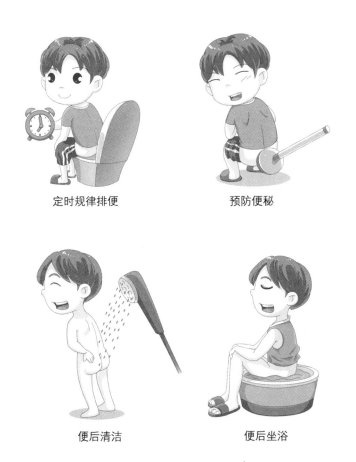

定时规律排便　　　　　　预防便秘

便后清洁　　　　　　便后坐浴

敲黑板
画重点

　　1. 忌酒和辛辣刺激食物。

　　2. 保持大便通畅,便后冲洗。

　　3. 温热水坐浴,每日 2 次。

　　4. 在医生的指导下,使用一些治疗痔疮、减轻疼痛的

药物。

(李敏)

25.
腰椎保卫战

　　53 岁的张大爷，长期在家种田，2 年前经常腰疼，贴止疼膏药休息后就不疼了，以为是干农活累的，没在意。最近 2 个月，突然感觉腰疼加重，弯不了腰，左腿有时还疼，来医院骨科就诊后诊断为：腰椎间盘突出症。

　　什么原因导致的呢？为什么腰疼的同时还腿疼呢？

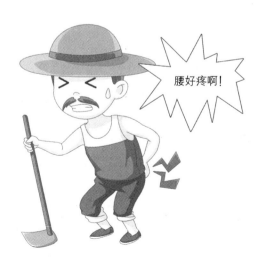

腰好疼啊!

1. 哪些人容易得腰椎疾病？

①久坐、久站人群，如电脑族、打字员、老师等。②腰部长期负重者，如举重运动员、搬运工、孕妇等。③腰部受过外伤者。④先天性因素者。

2. 腰疼为什么会伴有腿疼呢？

腰椎间盘结构破坏后压迫神经，早期会出现腰部疼痛，随着时间进展，压迫到支配下肢的神经区域后，就会出现下肢疼痛。

一、什么原因导致的呢？

腰椎间盘退行性改变是导致腰椎间盘突出症的基本原因，这是脊柱的骨骼、周围韧带、肌肉和筋膜组织发生的一个自然老化和退化的过程。常见的腰椎管狭窄症、腰椎滑脱症等也是由其导致。此外，腰部负重、受凉等会加重腰椎老化。

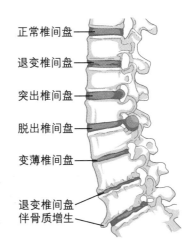

正常椎间盘
退变椎间盘
突出椎间盘
脱出椎间盘
变薄椎间盘
退变椎间盘
伴骨质增生

二、常见的症状有哪些呢？

　　随着腰椎老化和外力作用下，继发病理性改变，以致椎间盘结构破坏，压迫周围神经，引起腰腿痛和神经功能障碍。病情进展程度不同，症状也会有所不同。

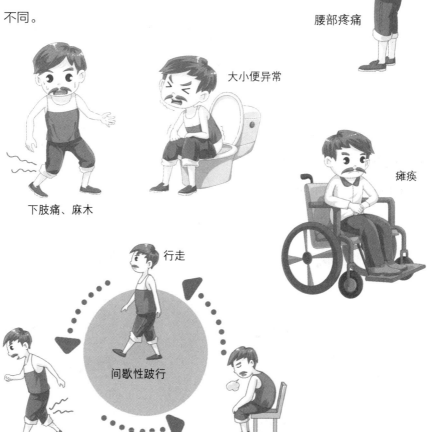

腰部疼痛

大小便异常

下肢痛、麻木

瘫痪

行走

间歇性跛行

疼痛、乏力

休息

三、怎么预防呢？

1. 保持腰部的正确姿势，避免长时间处于一个固定的体位。

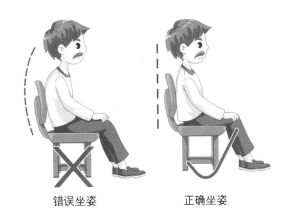

错误坐姿　　　　　正确坐姿

2. 加强腰背肌的锻炼。强有力的肌肉可以稳定脊柱，减轻腰椎的负荷。

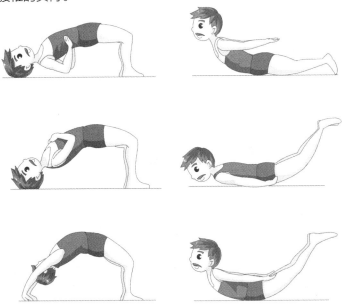

3. 避免过度的腰部活动。搬取重物时掌握正确的弯腰和起立姿势，保护腰部。

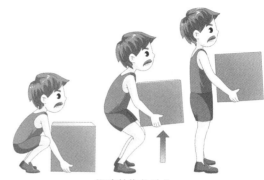

正确的搬物动作

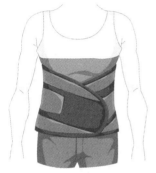

穿戴护具

4. 避免腰部受凉，必要时穿戴护具保护腰部。

5. 控制体重，科学饮食。不要因为身体过重给腰椎带来过重的负担。

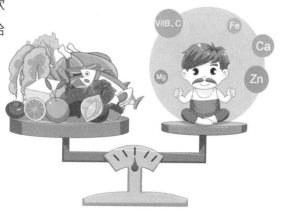

四、怎么治疗呢？

早期以卧床休息为主，床板要软硬适中，适当采用理疗或者按摩来缓解腰背部肌肉紧张。下地活动时佩戴腰托保护，必要时口服或外用药物缓解疼痛。病情加重、保守治疗无效的话，应当尽早采取手术治疗。

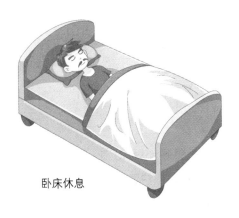

卧床休息

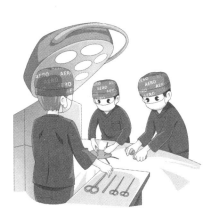

1. 养成良好的工作生活习惯，增强对腰部的保护。

2. 腰部出现疼痛不适时尽早就医，以免延误病情。

（李文利）

26.
和颈椎病说再见

**故事
情境**

　　张老师从教 30 年，最近 2 个月发现脖子经常落枕，脖子和双肩疼痛，有时还感觉手臂麻木，急忙到医院就诊，被诊断为颈椎病。她怎么会得颈椎病呢？

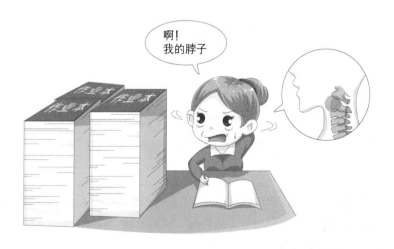

协和护士 **小课堂**

1. 什么是颈椎病？

由于颈椎间盘退变及其继发性改变引起颈部脊髓、神经、血管等损害而表现出相应症状及体征的一类疾病。

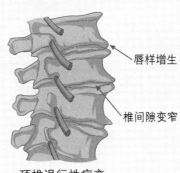

唇样增生

椎间隙变窄

颈椎退行性病变

2. 颈椎病有哪些容易被忽略的并发症呢？

颈椎病除了引起颈椎的不适外，还会有其他部位的症状容易被忽略，如血压忽高忽低、心律失常、视物模糊、听力下降、耳鸣、咽部有异物感、吞咽困难、胸部疼痛等。

一、什么原因导致的颈椎病呢？

导致颈椎病的原因有很多，如慢性劳损（长时间低头玩手机、坐办公室人员等）、外伤、先天性因素等，其中颈椎间盘退行性改变是最基本的原因。颈部受凉、疲劳、咽喉部疾病也会诱发颈椎病发生。

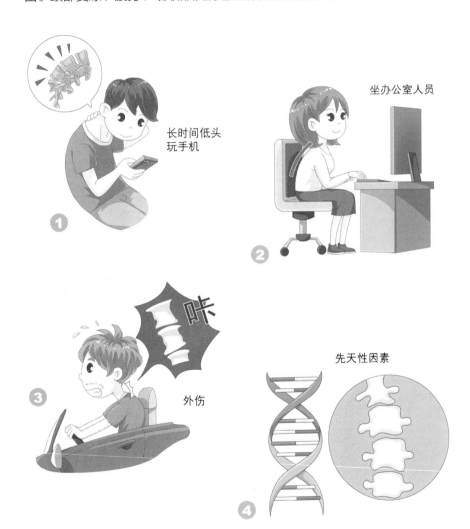

长时间低头
玩手机

坐办公室人员

外伤

先天性因素

咔

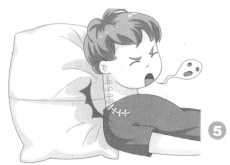

不良的睡眠体位

颈部受凉

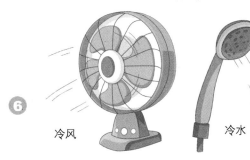

冷风　　　　冷水

疲劳

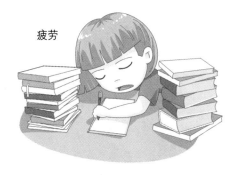

咽喉部疾病

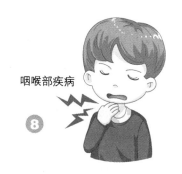

208

二、颈椎病有哪些症状呢？

颈椎病分为神经根型、脊髓型、交感型、椎动脉型及混合型，每个分型症状会有所不同。

上肢麻木无力

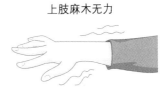

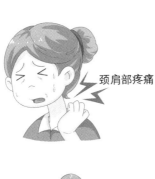

颈肩部疼痛

头痛头晕

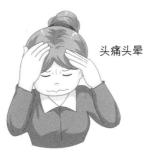

下肢乏力

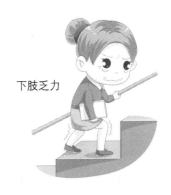

失眠多梦

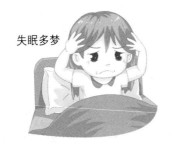

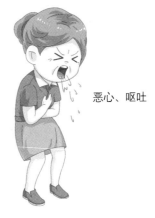

恶心、呕吐

三、怎么预防颈椎病呢？

1. 保持正确的站立、行走、坐卧姿势，防止落枕和颈部受伤。

正确的卧姿

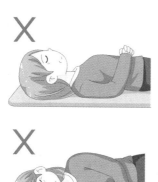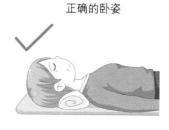

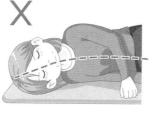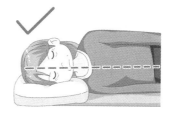

2. 积极参加体育锻炼，每工作1小时后做颈椎保健操5~10分钟。

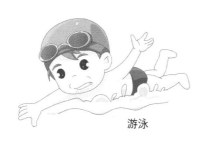

游泳

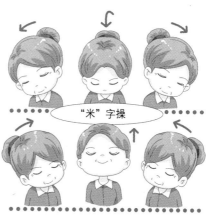

"米"字操

可以常做"米"字操，就是按"米"字的写法活动脖子。

3. 注意颈部保暖，天气寒冷时增加颈部衣物，勿把颈部对着风扇或空调直吹。

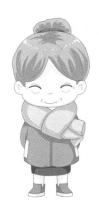

4. 多吃蔬菜、蛋白质、钙丰富的食物，戒烟戒酒。

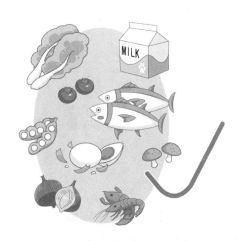

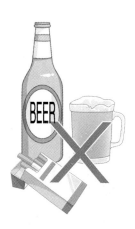

26. 和颈椎病说再见

四、颈椎病怎么治疗呢？

早期以对症治疗为主，可以口服或外用药物，也可以用理疗等方法来缓解症状。随着病情进展，保守治疗无效后应当尽早采取手术治疗。

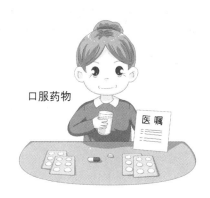

口服药物

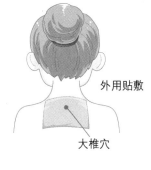

外用贴敷

大椎穴

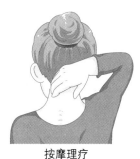

按摩理疗

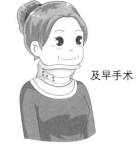

及早手术

敲黑板
画重点

1. 养成正确的站立、行走、坐卧习惯，减少颈部的劳损。

2. 颈部出现不适时尽早就医，预防其他并发症的发生。

（李文利）

212

27.

人老先老腿

——膝关节骨关节炎

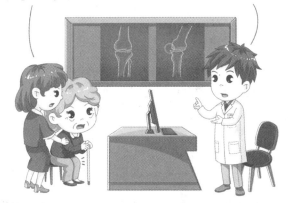

医生，骨关节炎是怎么回事呢？

通俗地说，就是膝关节用了几十年后，关节软骨磨坏了，而且长了骨刺。

这是膝关节骨关节炎，胫骨内侧平台有少许硬化影，股骨和胫骨都有骨刺。

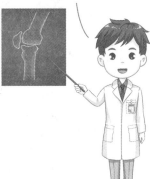

大夫，我老妈膝关节又疼了，这可怎么办呀？疼了快大半年了，时好时坏，走多了路就特别疼。前段时间旅游回来，现在上下楼梯都困难。

协和护士小课堂

什么是膝关节骨关节炎？

膝关节炎主要指膝关节骨关节炎（knee osteoarthritis，缩写KOA）。该病是一种以膝关节软骨退行性病变和继发性骨质增生为特征的慢性关节疾病。

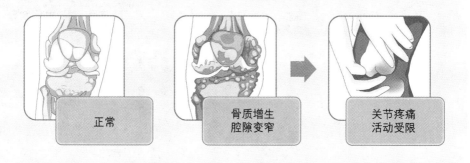

正常

骨质增生
腔隙变窄

关节疼痛
活动受限

一、什么原因导致膝关节骨关节炎？

1. 原发性膝关节炎与患者年龄、超重两个主要致病因素有关。

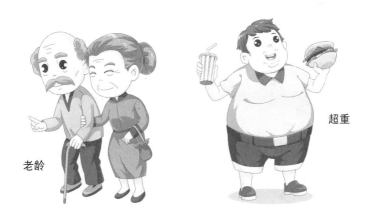

老龄

超重

2. 继发性膝关节炎的病因与炎症、创伤及遗传因素等有关。

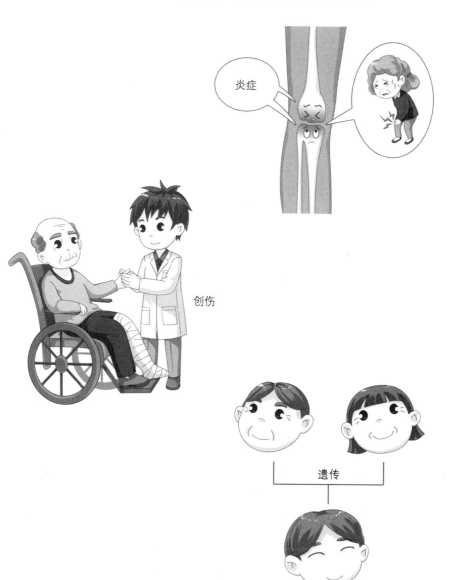

炎症

创伤

遗传

二、常见的症状有哪些？

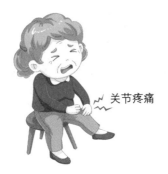
关节疼痛

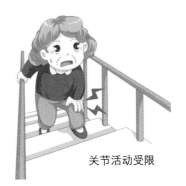
关节活动受限

关节肿胀
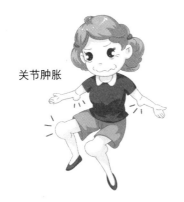

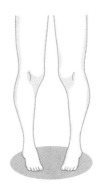
关节畸形

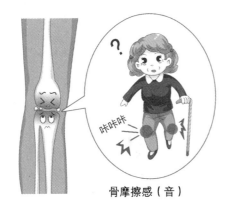
骨摩擦感（音）

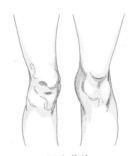
肌肉萎缩

三、得了膝关节骨关节炎怎么办？

早期以保守治疗为主，并辅以非甾体抗炎药及镇痛药以减轻症状。对于慢性期的患者应积极进行膝关节周围肌肉锻炼增强膝关节稳定性。疼痛程度较重且经保守治疗无效时可考虑手术治疗。

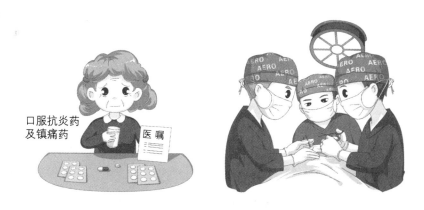

口服抗炎药及镇痛药

四、怎么预防膝关节骨关节炎？

1. 做勾脚抬腿练习。

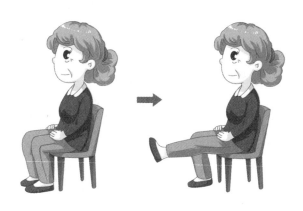

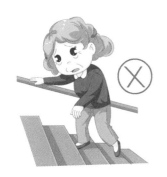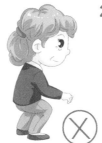

2. 少爬楼梯，少下蹲。

3. 分时运动，别着凉。

运动30分钟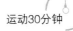

慢跑30分钟

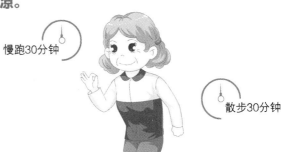

散步30分钟

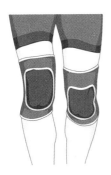

4. 佩带膝关节护具。

5. 尽量减少膝关节的活动量。

建议的运动方式

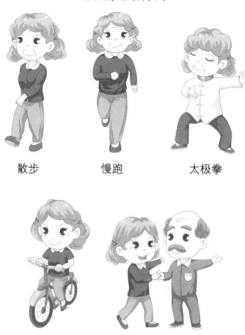

散步　　　　　慢跑　　　　太极拳

骑自行车　　　　　跳舞

不建议的运动方式

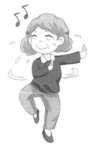 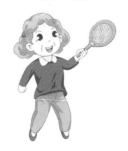 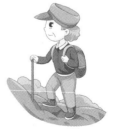

剧烈的舞蹈动作　　　　打羽毛球　　　　　爬山

敲黑板
画重点

　　膝关节骨关节炎以软骨退变和骨质增生为特征的疾病，主要表现为膝关节疼痛、肿胀、活动障碍等。老年人群常见，男女均可发病，早期常保守治疗，晚期听从专业医生建议手术治疗。

（杨旭）

28.

关节肿痛一定是
类风湿关节炎吗？

**故事
情境**

张阿姨 43 岁，是西部地区公务员。2 年前没有外伤情况下曾出现左腕关节肿痛，以为是用手机时间太长引起的肌肉劳损，未予治疗，之后关节症状不明显。2 个月前出现多关节肿痛，伴晨僵。关节 X 线片显示左腕关节已经出现骨侵蚀，关节间隙变窄等病变。

我平时都没有什么感觉，怎么会突然出现骨质破坏了呢？

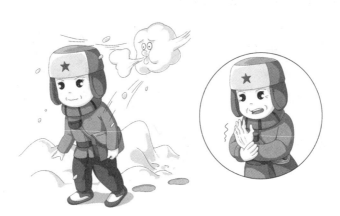

1. 什么是类风湿关节炎？

类风湿关节炎是一种以侵蚀性关节炎为主要表现的全身性自身免疫病。表现为以双手和腕关节等小关节受累为主的对称性、持续性多关节炎。

2. 类风湿关节炎在 咱们国家多见吗？

我国大陆地区的类风湿关节炎患病率为 0.2%~0.4%。女性多发，男女患病比例约为 1：3。类风湿关节炎可发生于任何年龄，以 30~50 岁为发病高峰。

3. 类风湿关节炎让 骨头发生了什么变化？

滑膜炎症、血管翳形成及骨破坏。

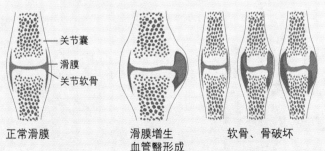

正常滑膜　　　　　　滑膜增生　　　　软骨、骨破坏
　　　　　　　　　　血管翳形成

类风湿关节炎的病理改变

一、什么原因导致类风湿关节炎？

关于类风湿关节炎的病因和发病机制我们尚无定论，可能与免疫、遗传、感染、环境等因素密切相关。

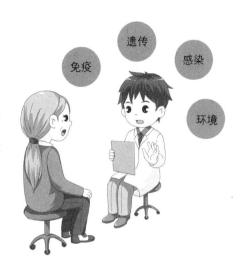

二、常见的症状有哪些，做哪些化验？

1. 类风湿关节炎关节的主要症状为疼痛、僵硬（特别是晨僵）和多关节肿胀，严重时可发生关节畸形，掌指关节和近端指间关节、拇指的指间关节、腕关节和足趾的跖趾关节常见。

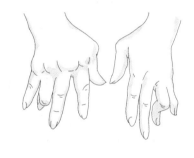

2. 关节外表现

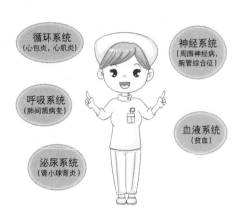

3. 化验检查，查血类风湿因子（RF）阳性率 80%，是诊断 RA 的重要血清学标准之一；血沉（ESR）是炎性反应指标之一；C 反应蛋白（CRP）是炎性反应的定量指标，比血沉（ESR）精确；关节滑液检查确定积液的性质；X 线检查确定骨膜增生及骨质破坏。

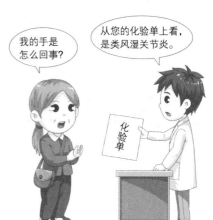

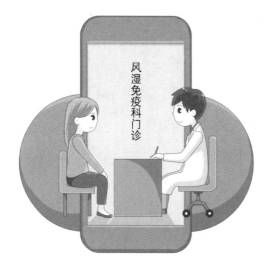

三、得了类风湿关节炎怎么办？

1. 立即到风湿免疫科就诊，积极治疗。

2. 急性期卧床休息，避免劳累。

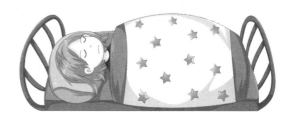

3. 缓解期进行功能锻炼。各关节功能锻炼方法如下：

（1）手部运动：指尖依次运动，做出"ok"手势，持续 5 秒。

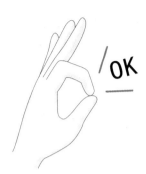

（2）手腕运动：身体直立，两手臂伸平。①手心向前，手指向上，持续 5 秒。②手心向自己，手指向下，持续 5 秒。

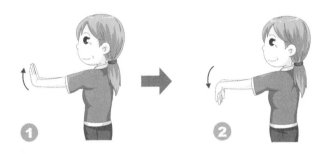

（3）肩关节运动：双上臂紧贴身体两侧，肘部弯曲。①前臂向前伸平，持续 5 秒。②手心朝上，持续 5 秒。③手心朝下，持续 5 秒。

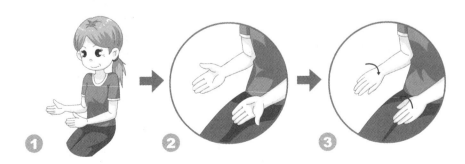

（4）脚踝运动：①身体平卧，双腿伸直。②脚尖朝上，脚背与腿部呈90°，持续5秒。③脚背伸直，持续5秒。

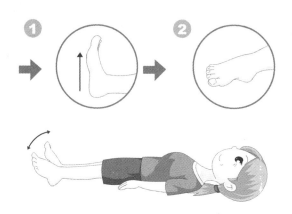

4. 出院后适量运动，防止肌力下降，宜选择关节负担小的运动，如慢走、游泳、太极拳等。

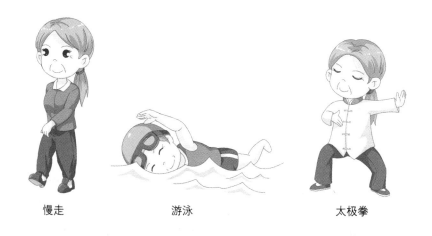

慢走　　　　　　　　游泳　　　　　　　　太极拳

5. 遵医嘱坚持服药，定期
复查血常规，肝肾功能。

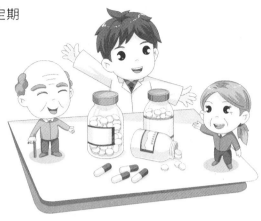

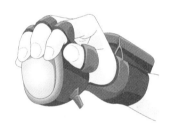

6. 可接受康复治疗和物理
治疗。

7. 必要时遵医嘱行膝关节
置换术、髋关节置换术等。

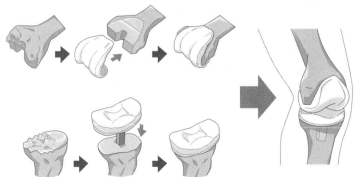

8. 可以使用保护关节的辅助器具，主要是通过对不同部位关节的固定或支撑，起到阻止及矫正关节变形，并适当减轻疼痛的作用。

针对手关节畸形的矫正器具

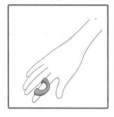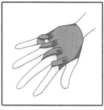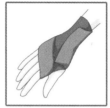

脚的矫正踇趾外翻变形

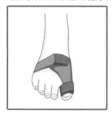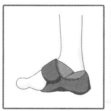

膝关节矫正

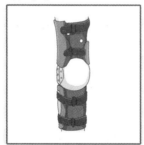

颈椎矫正

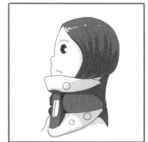

四、居家生活需注意

1. 注意姿势和动作，减轻关节负担。避免关节长时间处于变形位置：无论在睡眠、走路或坐下，都要保持良好姿势。

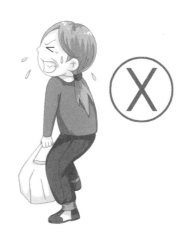

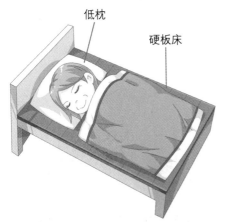

低枕

硬板床

2. 调整生活环境，方法措施有：

（1）宜选择硬板床，勿高枕。

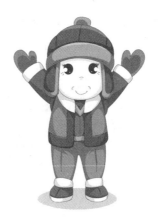

（2）注意保暖，尤其是肢体保暖。

（3）不建议使用浴缸，采用专用的淋浴椅或凳，并在淋浴处和坐便器旁安装扶手。

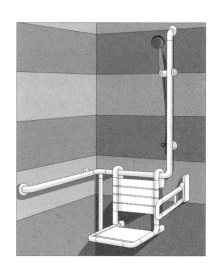

（4）使用保护关节的便利器具。

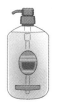

手拿不稳肥皂时，可改用沐浴液

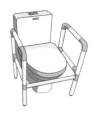

坐厕两旁安装扶手架

辅助器具帮助穿衣、穿袜、穿鞋

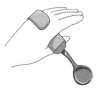

勺匙柄

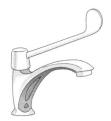

长柄式水龙头

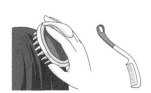

洗头刷和弯手柄

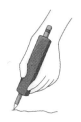

短木棒加粗持笔器

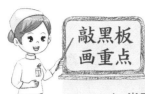

1. 类风湿关节炎定期监测、随访。

2. 早期治疗、规范治疗、达标治疗非常重要！

3. 类风湿关节炎患者功能锻炼很重要。

4. 健康心态、健康生活。

（张春燕）

29.
人生的最后一次骨折
——老年髋部骨折

今年 75 岁的张奶奶在家倒水时，不小心滑了一脚，摔倒在地后便感觉右大腿外侧疼痛难忍，不能行走，马上去医院就诊，拍 X 线片示右股骨颈骨折。

我就是不小心摔倒了，怎么就骨折了呢？

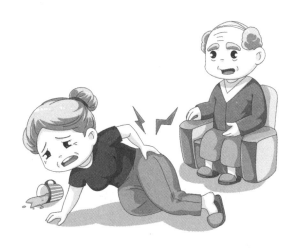

1. 什么是老年髋部骨折❓

世界卫生组织规定大于 65 岁（中国大于 60 岁）股骨颈骨折、股骨转子间骨折（股骨转子下骨折）统称为老年髋部骨折。

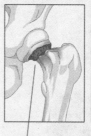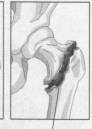

股骨颈骨折　　股骨转子间骨折（粗隆间骨折）

2. 老年髋部骨折了有多危险❓

髋部骨折是老年人常见的严重损伤，成为继心血管疾病和肿瘤后第三大老年人"杀手"。有数据显示，20% 的老年髋部骨折会在一年内死亡，20% 将在一年内再次发生骨折，10%~15% 出院后必须长期护理，25%~35% 出院后日常生活不能自理。不少学者将老年人的髋部骨折称为"人生最后一次骨折"，就是指老年人的髋部骨折若处理不当，很容易引起各类严重并发症，甚至危及生命。

3. 老年髋部骨折很容易发生吗❓

老年人身体的灵活性、柔韧性、自我能力随之下降，一旦不慎被撞倒或者意外摔倒，再加上年龄较大后出现的骨质疏松，整个身体的重量几乎都集中在了髋部，这时髋部骨折的现象就会频繁出现了。

一、导致老年髋部骨折的主要原因是什么？

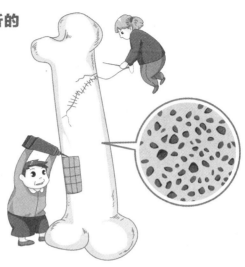

大多是因为骨质疏松。

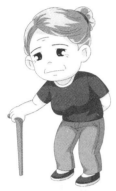

高龄导致身体各器官衰老、反应迟钝、行动不便、自我保护能力差、跌倒。

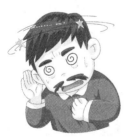

自身基础疾病如高血压、脑萎缩、眼部疾病，或者服用药物导致头晕、视听障碍等。

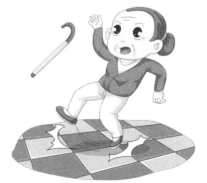

外界因素有路滑，路面崎岖不平。

二、常见的症状有哪些？

髋部明显疼痛、肿胀。

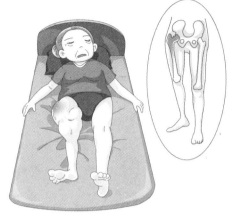

肿胀、缩短、畸形

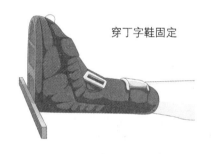

穿丁字鞋固定

三、老年人髋部骨折了怎么办？

一旦怀疑可能发生了老年髋部骨折，应立即到医院骨科就诊。

1. 保守治疗。卧床、丁字鞋固定、患肢皮牵引。

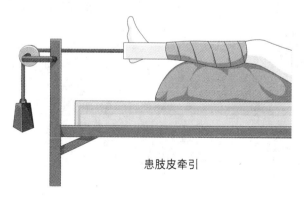

患肢皮牵引

2. 手术治疗。内固定术或髋关节置换术。

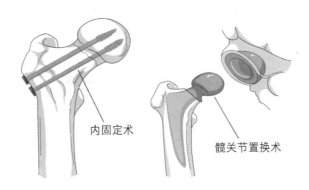

内固定术

髋关节置换术

四、怎么预防老年髋部骨折的发生？

通过均衡合理的饮食，适度的户外活动，积极的生活方式，并定期检测骨密度来积极预防骨质疏松的发生。如骨质疏松较严重，建议就诊专业医师进行治疗。并一定要注意安全，防跌倒，例如穿防滑鞋子，注意服用的药物是否会引起跌倒，必要时专人陪伴等。

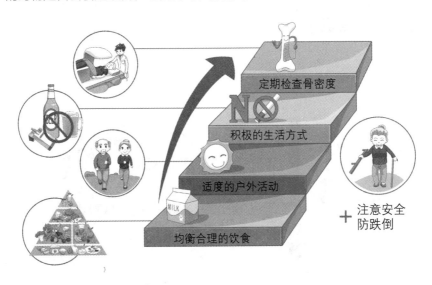

定期检查骨密度

积极的生活方式

适度的户外活动

均衡合理的饮食

+ 注意安全
  防跌倒

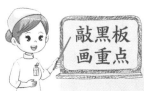

1. 老年髋部骨折重在预防骨质疏松，严防外伤、跌倒史。

2. 一旦发生立即就医，听从专业医师建议及治疗，否则很容易被老年髋部骨折引发相关问题所困扰。

（杨旭）

30.
破解腿粗之谜
——下肢静脉血栓是元凶

68 岁的张大爷，1 个月前和儿子远途旅行十余天，回来后总觉得小腿有点酸胀，没过几天小腿变粗，开始疼了。起初以为是旅游累的，没太在意，到现在还是不好，来门诊做了双下肢静脉彩色多普勒超声，结果提示左下肢腓静脉血栓形成。

这是什么病？我平时都没有什么感觉，怎么会突然得这种病？

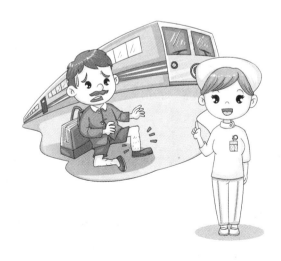

238

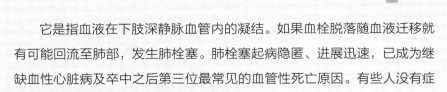

1. 下肢深静脉血栓有多危险？

它是指血液在下肢深静脉血管内的凝结。如果血栓脱落随血液迁移就有可能回流至肺部，发生肺栓塞。肺栓塞起病隐匿、进展迅速，已成为继缺血性心脏病及卒中之后第三位最常见的血管性死亡原因。有些人没有症状，有的人会有下肢肿胀、疼痛，若不以为意，往往会造成严重的后果。

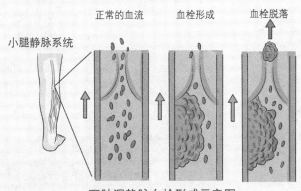

下肢深静脉血栓形成示意图

小腿静脉系统　正常的血流　血栓形成　血栓脱落

2. 下肢深静脉血栓很容易得吗？

有的人有血栓家族史或既往曾患有血栓病就容易发生，还有老年人、肥胖人士、癌症患者、大量吸烟人群都要小心。像张大爷这样因长时间坐在车里，腿不活动者，发生的可能性也高。

一、什么原因导致下肢深静脉血栓形成？

下肢深静脉血栓形成的原因有很多。

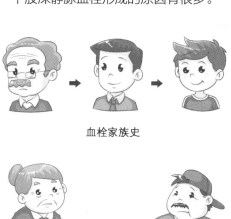

血栓家族史

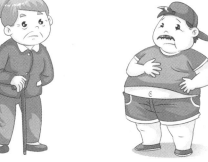

高龄

肥胖

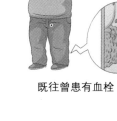

既往曾患有血栓

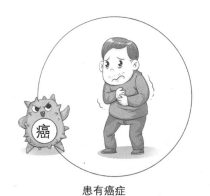

患有癌症

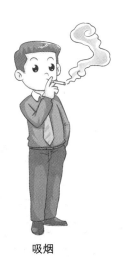

吸烟

个体因素

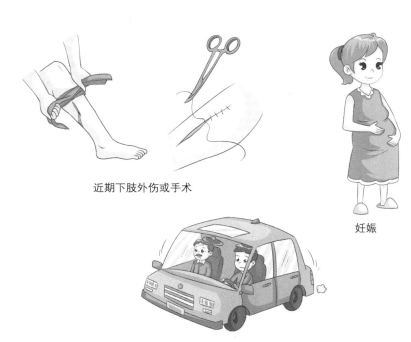

近期下肢外伤或手术

妊娠

制动（长时间自驾游，长时间坐在车里）

获得性因素

二、常见的症状有哪些？

常常没有症状，有的时候会出现下肢肿胀、疼痛，或者平时没有感觉，挤压小腿肚子时出现压痛。

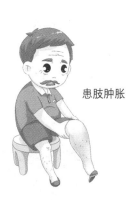

患肢肿胀

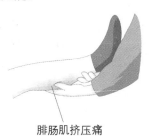

腓肠肌挤压痛

三、得了下肢深静脉血栓怎么办？

应立即到医院确诊，就诊血管外科。遵医嘱采取相应的治疗措施，如使用抗凝药物、必要时行手术治疗。

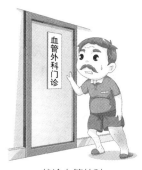

就诊血管外科

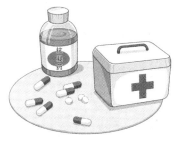

使用抗凝药物

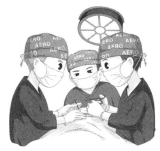

手术治疗

四、怎么预防下肢深静脉血栓形成？

日常生活中，应做到：

1. 避免长时间久站、久坐或躺着。

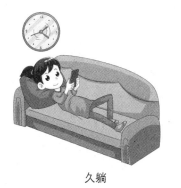

久躺

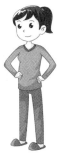

久站

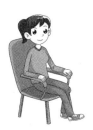

久坐

2. 多喝水，补充水分，稀释血液黏稠度。

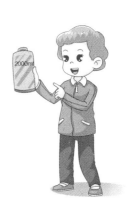

3. 勤运动，保持血液加快流动，防止血液凝固。

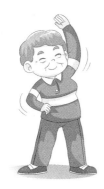

4. 避免过量饮用有血液浓缩作用的酒类和咖啡，以免导致或加重血液黏稠。

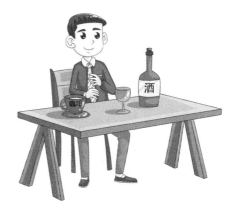

5. 对于因外伤、疾病、生育等因素需要长期卧床的人，需要经常翻身，加强锻炼，并尽可能早地下床活动。

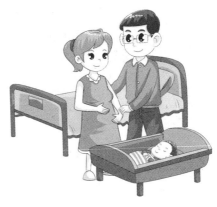

6. 必要时下肢可穿着弹力袜，以促进下肢静脉血液回流，防止血栓形成。

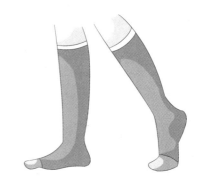

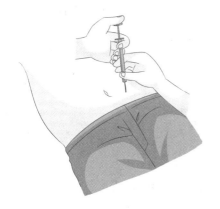

7. 遵医嘱使用抗凝药物

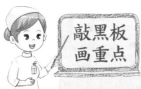

敲黑板
画重点

1. 下肢深静脉血栓形成重在预防，尤其是高龄、妊娠、恶性肿瘤等高风险人群。

2. 避免久站、久坐，多运动。

3. 必要时遵医嘱穿着弹力袜或者使用抗凝药物。

（徐园　邓海波）

31.
皮肤为什么会压坏？
——压力性损伤的前因后果

    70 岁的王奶奶 2 个月前患有脑梗死，经治疗后仍四肢瘫痪，完全失去生活自理能力。回家一星期后，家人发现王奶奶屁股根儿附近皮肤颜色呈深红色。家人护理后没有改善，来医院门诊就诊，诊断为压力性损伤（深部组织损伤期）。

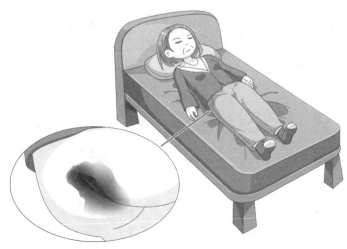

深部组织损伤

245

1. 发生压力性损伤的
原因到底是什么呢 ❓

　　以前叫褥疮，现在叫压疮或压力性溃疡。是指由于强烈和 / 或长期存在的压力或压力联合剪切力导致骨隆突处、医疗或其他器械下的皮肤和 / 或软组织的局限性损伤。

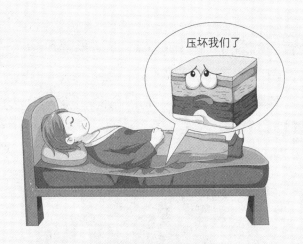

压坏我们了

2. 哪些部位容易
发生压力性损伤 ❓

　　压力性损伤好发于身体长期受压的部位，尤其是缺乏脂肪保护和支撑重力多的骨突处及受压部位，根据姿势不同，受压点不同，好发部位就不同。

平躺时易受压部位

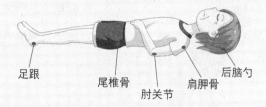

足跟　　尾椎骨　　肘关节　　肩胛骨　　后脑勺

侧躺时易受压部位

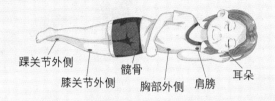

踝关节外侧　　髋骨　　　　耳朵
膝关节外侧　　胸部外侧　肩膀

俯卧时易受压部位

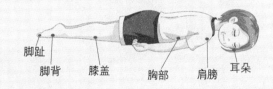

脚趾　　　　　　膝盖　　　胸部　　肩膀　　耳朵
脚背

坐轮椅时易受压部位

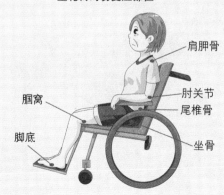

肩胛骨
肘关节
腘窝　　尾椎骨
脚底　　坐骨

31. 皮肤为什么会压坏？——压力性损伤的前因后果

247

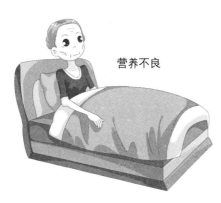

老年人

一、哪些人容易发生压力性损伤呢？

老年人、手术患者、营养不良和肥胖者是压力性损伤的高危人群。

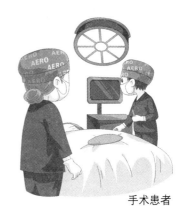

手术患者

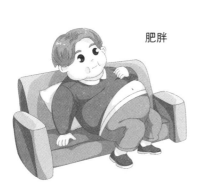

营养不良

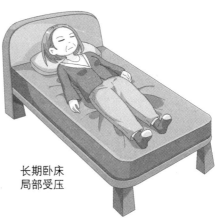

长期卧床
局部受压

肥胖

二、常见的表现有哪些？

　　压力性损伤在临床上表现为 4 期和 2 阶段，而 1 期压力性损伤因只有皮肤的变红而常常不被重视，不小心护理的话，往往会造成严重后果。

各期的临床表现

1 期：皮肤完好，出现指压不变白的红斑。

2 期：皮肤有破损，可出现水疱。

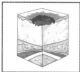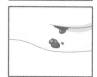

3 期：皮肤有破损，露出脂肪。

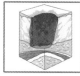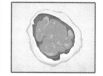

4 期：皮肤有破损，露出骨头。

深部组织损伤：皮肤完整，呈暗紫色或深红色，可有血泡。

不可分期：皮肤被腐肉或焦痂覆盖，看不到里面。

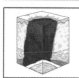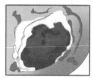

三、得了压力性损伤怎么办？

发生压力性损伤时，建议到医院伤口门诊由专业医护人员进行全面评估和皮肤评估，根据判定的分期类型，给予专业有效的治疗护理措施。

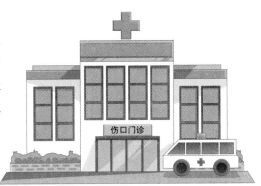

医院–伤口门诊

四、如何预防压力性损伤的发生？

1. 定时改变体位。翻身是最有效的措施。可每1~2小时翻身一次，避免拖、拉、拽的动作。

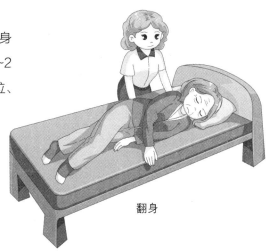

翻身

2. 可以使用适当的减压
装置，如气垫，敷料等。

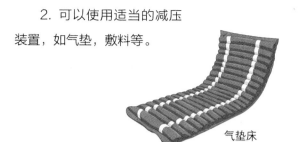

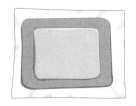

泡沫敷料

气垫床

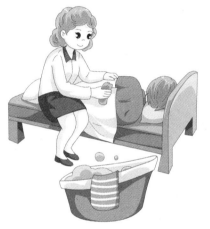

3. 皮肤护理。保持清洁
干爽，避免潮湿。

4. 增加营养，增强体质。

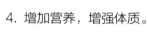

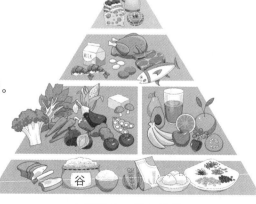

合理膳食，增加营养

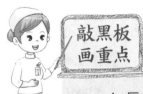

敲黑板
画重点

1. 压力性损伤主要是压力和剪切力造成的皮肤或／和皮肤软组织损伤。易发生在老年、肥胖、重症、长期卧床患者。常常表现在骨隆突处。

2. 为防止压力性损伤的发生，建议每2小时更换体位。变换体位时，避免拖、拉、拽。同时增加营养，增强体质。

3. 如果发生压力性损伤，建议由医护人员进行专业的治疗和护理。

（陆相云）

32.
为什么大脑乱放电？
——癫痫

　　小王在公交车站等车时突然倒在地上，翻着白眼，口吐白沫，怎么也叫不醒，四肢触电一样抖个不停，1分钟左右自己就好了……

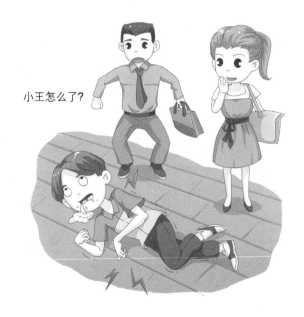

小王怎么了？

1. 癫痫有多危险❓

癫痫就是老百姓俗称的"羊角风"或"羊癫风"，是大脑神经元突发性异常放电导致短暂的大脑功能障碍的一种慢性疾病。如不积极治疗，病情加重、发作次数增多，就会危害生命！

2. 癫痫容易得吗❓

一部分与遗传相关，在生活中多见，常发生在青少年。

一、什么原因会导致癫痫？

导致癫痫的原因有很多，如遗传、脑肿瘤、脑外伤、中毒等。此外，强烈的负性情绪、过度劳累、手术与创伤、缺氧等都有可能导致癫痫。

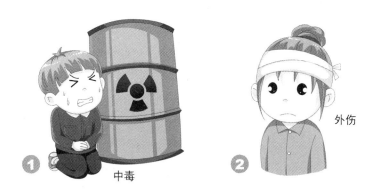

❶ 中毒

❷ 外伤

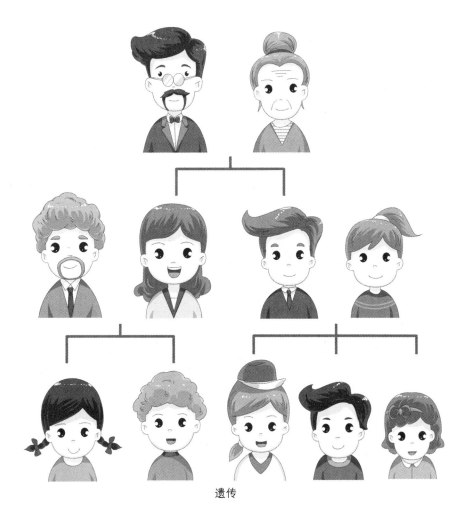

遗传

③

二、癫痫的症状表现有哪些?

1. 主要表现有失去意识、四肢抽搐、口吐白沫、牙关紧闭、口唇青紫、舌咬伤、大小便失禁等，一次发作持续时间一般小于5分钟。

2. 其他表现 癫痫是突然发生，正在进行的动作停止，目光呆滞，喊他不能回答，结束的也非常突然，一般持续5~20秒。

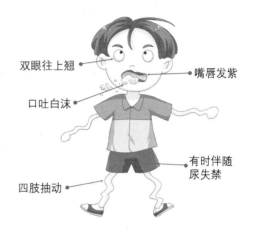

双眼往上翘

口吐白沫

嘴唇发紫

有时伴随尿失禁

四肢抽动

三、对付癫痫的法宝

癫痫患者经过医生指导的药物疗法，大约70%的患者是可以得到控制的，其中50%~60%经过治疗是可以痊愈的!

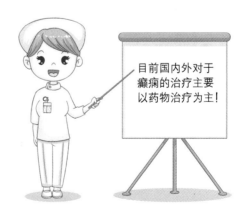

目前国内外对于癫痫的治疗主要以药物治疗为主!

四、癫痫来势汹汹，我们就束手无策了吗？

1. 低盐饮食，限盐≤3克/天。

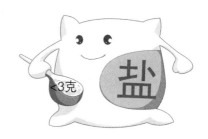

2. 大量液体进入体内，会频繁产生尿意，导致癫痫发作。

建议不超过1 000毫升

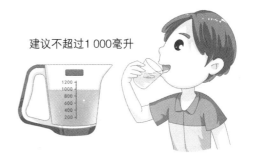

3. 辛辣刺激性食物及饮料等会使大脑兴奋，诱发癫痫。

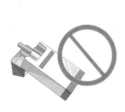
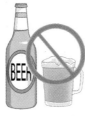
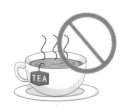
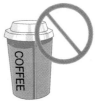

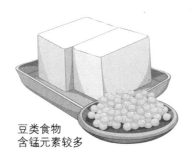

豆类食物
含锰元素较多

4. 癫痫患者体内微量元素锰较常人降低。

总结：良好的饮食习惯可使治疗效果事半功倍哟！

五、如果在生活中突遇癫痫发作，该如何是好？

立即让患者侧躺，并保证呼吸通畅！

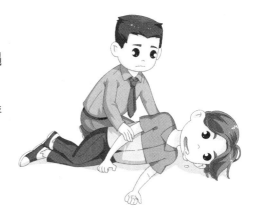

反复发作危险大，
及时就医很关键！

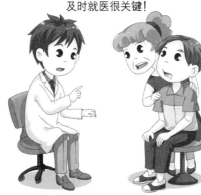

其实大多数患者自己就好了。但是如果发作时间超过 5 分钟，或者 30 分钟内反复发作，要立即拨打 120，到医院就诊！

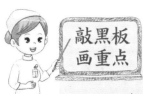

1. 癫痫患者日常生活中要作息规律，保持心情愉快。

2. 清淡饮食，避免兴奋性饮料及刺激性食物。

3. 戒烟、戒酒。

4. 遵医嘱服药，不可自行减药、停药，定期门诊随诊。

5. 不要参与高风险活动（开车、登高、游泳、极限运动等）。

6. 最后要提醒您，治疗癫痫的过程中，持之以恒的态度很重要！加油！

（郭金）

33.
谁偷走了你的记忆？
——阿尔茨海默病

**故事
情境**

　　要做饭了，张大爷要出门买菜，老伴儿说："刚才你不是买过了吗？"张大爷一看菜篮里装满了蔬菜，但是他却怎么也想不起来了。起初以为是老糊涂了，没在意，后来张大爷记性越来越差，连老伴儿都不认识了。老伴儿带张大爷去医院看病，医生说张大爷得了阿尔茨海默病。

　　咦？这是什么病？怎么会突然得这个病呢？

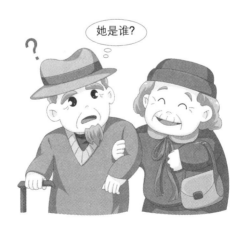

她是谁？

1. 阿尔茨海默病有多危险？

阿尔茨海默病就是我们常说的"老年痴呆"。它是一种进行性发展的致死性神经系统退行性疾病。它严重影响工作和生活，随着疾病进展患者会逐渐丧失生活自理能力，最终死于并发症。

2. 阿尔茨海默病容易得吗？

60 岁以上、文化程度低、长期抑郁、离群独居的老人更容易患病。

一、什么原因导致阿尔茨海默病？

阿尔茨海默病的病因仍不清楚，但研究表明有致病的几大危险因素。

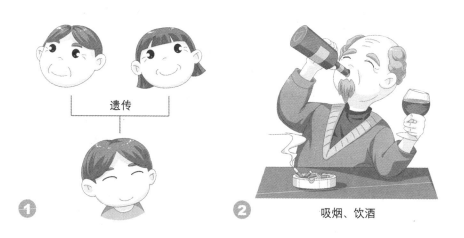

遗传

①

吸烟、饮酒

②

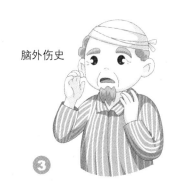

脑外伤史

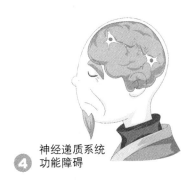

神经递质系统
功能障碍

二、常见的症状有哪些？

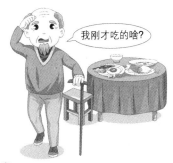

① 近期记忆力下降

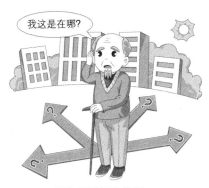

② 不知道时间和场所

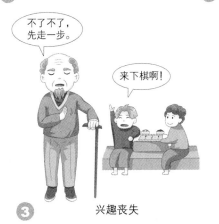

③ 兴趣丧失

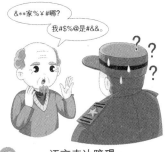

④ 语言表达障碍

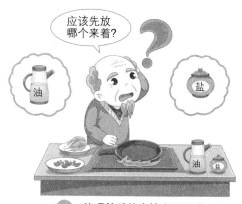

⑤ 处理熟悉的事情出现困难

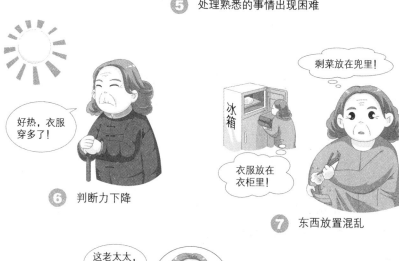

⑥ 判断力下降

⑦ 东西放置混乱

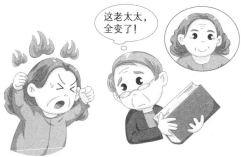

⑧ 性格改变

三、得了阿尔茨海默病怎么办？

一旦出现症状就应到医院就诊，经医生确诊后，采取相应的治疗。但目前没有特效的治疗方法，主要是药物支持及对症治疗。

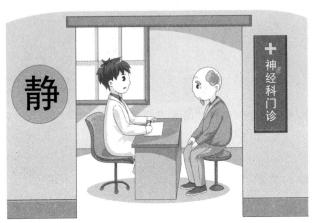

神经科门诊就诊

四、怎么预防阿尔茨海默病？

为了预防阿尔茨海默病的发生，应该做到：

1. 饮食清淡，减少糖盐油的摄入量。

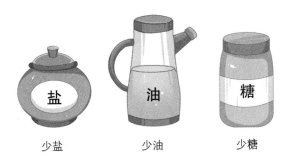

少盐　　　　少油　　　　少糖

2. 多吃富含胆碱的食
物，如豆制品、蛋类、核桃、
鱼类等。

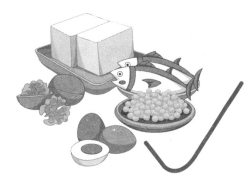

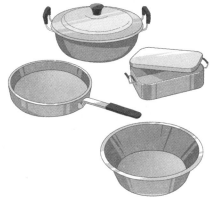

3. 不使用铝制炊具和
餐具。

4. 戒烟戒酒。

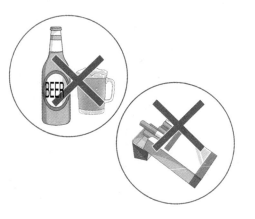

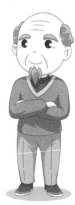

5. 经常活动手指，可以直接刺激脑细胞，延缓细胞衰老。

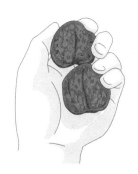

6. 勤动脑。

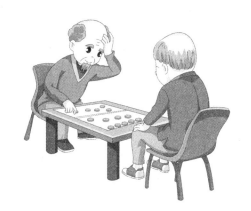

7. 勤运动，如老年操、太极拳、散步。

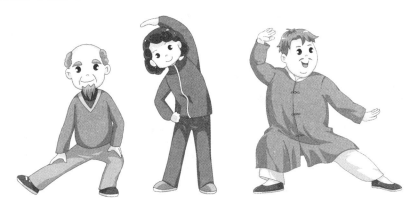

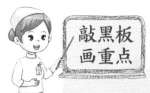

敲黑板
画重点

1. 阿尔茨海默病重在早期识别症状及时就医，积极治疗，延缓疾病进展。

2. 一旦患病，要防走失，随身携带有家庭住址及联系人的信息。

3. 注重预防，养成良好的饮食习惯、戒烟酒、勤用脑、适度运动。

（祝晨曦）

34.
怎样做到"痛风" 不痛？

故事 情境

40岁的杨先生平时比较喜欢和同事喝酒，饮食上也以肉食为主。有一天和同事喝酒聚餐，回家洗澡后又喝了一瓶啤酒，夜间睡觉后，右脚大脚趾头关节疼痛，伴红肿及皮温高。第二天早上，不仅不能行走，连鞋都穿不上了。

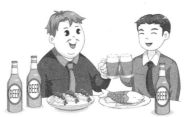

爱聚餐喝酒，最爱吃肉。

杨先生："这个疼也太剧烈了，这就是痛风吗？"

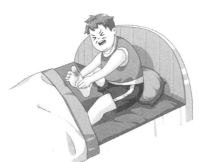

太疼了，睡不着！

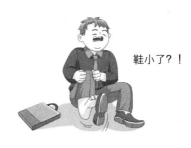

鞋小了？！

痛风只是关节疼痛 这么简单吗？

痛风是长期血尿酸增高引起的，我们经常理解的痛风是血尿酸沉积在关节的周围，诱发关节炎的发作，表现为关节的红、肿、热、痛，疼痛剧烈难以忍受。

长期血尿酸增高还可引起和／或加重其他器官损伤，例如肾脏，可以引起急性尿酸性肾病、慢性尿酸性肾病和肾结石；心脑血管系统，除了与高血压密切相关，还可引起或加重冠心病以及脑卒中；与代谢紊乱相关，可引起糖尿病、高脂血症。痛风是一种慢性、全身性疾病，可导致多个器官的损伤，应定期随诊并及时处理相关合并症。

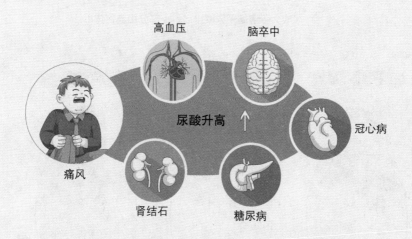

高血压　脑卒中

尿酸升高　↑

冠心病

痛风

肾结石　糖尿病

一、什么原因导致痛风？

长期血尿酸增高是导致痛风的病因。尿酸增高可以是尿酸排泄减少、尿酸生成过多以及两者同时存在导致的。

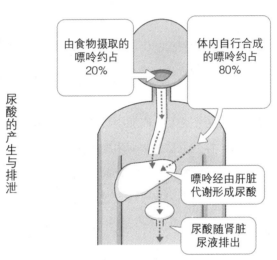

由食物摄取的嘌呤约占20%

体内自行合成的嘌呤约占80%

尿酸的产生与排泄

嘌呤经由肝脏代谢形成尿酸

尿酸随肾脏尿液排出

尿酸大多溶解于尿液排出，一部分由粪便排出

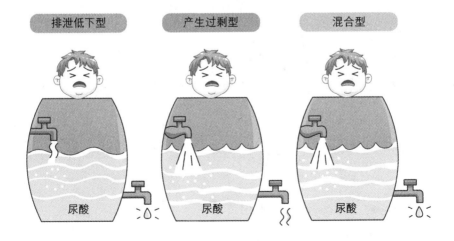

排泄低下型　　　产生过剩型　　　混合型

尿酸　　　尿酸　　　尿酸

二、痛风临床表现有哪些？

1. 中老年男性多见。

2. 第一次发作常累及第一跖趾关节，起病急，24 小时内发展至疼痛高峰。

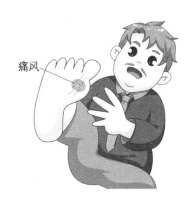

痛风

3. 反复发作则受累关节逐渐增多，症状持续时间延长，两次关节炎发作间歇期缩短。

4. 痛风石　痛风的特征性临床表现，常见于耳郭、跖趾关节、肘关节等。

三、怎样预防痛风？

保持健康的生活方式，如应避免高嘌呤饮食、不喝或者少饮酒、减重、定期体检。

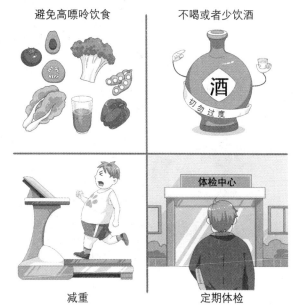

避免高嘌呤饮食　　不喝或者少饮酒

减重　　定期体检

四、得了痛风怎么办?

1. 痛风急性期　受累关节休息,可以冰敷。服用止痛药物,越早越好。

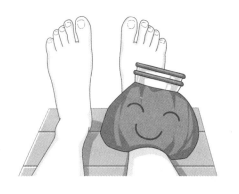

2. 痛风慢性关节炎期,注意饮食管理。痛风患者的饮食原则是健康、均衡、营养全面。

建议避免的食物	建议限制食用的食物	建议选择的食物
动物内脏	高嘌呤含量的动物性食物	脱脂或低脂乳类及其制品
贝类、牡蛎和龙虾等海产品	鱼类食物	蛋类,鸡蛋每日1个
浓肉汤和肉汁	含较多果糖和蔗糖的食品	足量的新鲜蔬菜
酒类	各种含酒精饮料	鼓励摄入粗粮、豆类
		充足饮水(包括茶水和咖啡等),每日至少2 000ml

3. 痛风性关节炎急性发作期　休息为主,关节周围肌肉等长收缩锻炼。

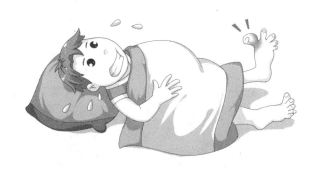

4. 痛风性关节炎非急性发作期，进行适当运动，恢复关节功能。推荐运动的类型：

（1）有氧运动：体操、步行、骑车、游泳。

（2）抗阻运动：沙袋、弹力带或拮抗自身重力。

（3）柔韧性、灵活性训练：太极拳、瑜伽、八段锦。

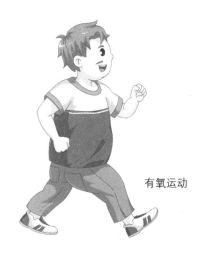

有氧运动

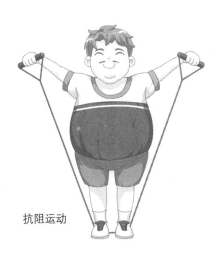

抗阻运动

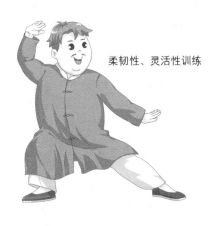

柔韧性、灵活性训练

5. 运动的原则　循序渐进增
加运动量；运动时注意补水；避
免损伤关节的剧烈运动（如跑步、
跳跃、爬山）。

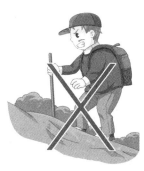

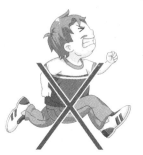
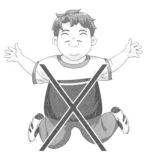

6. 遵医嘱服药　遵医嘱服
用降尿酸药物，缓慢加量直至尿
酸达标，缓慢减量使尿酸不易反
弹；避免使用其他升高血尿酸的
药物。

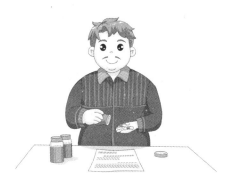

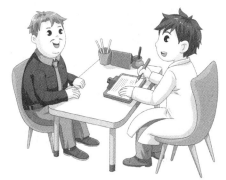

7. 定期随诊　调整药物剂量
和评估器官受损情况。

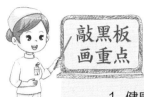

1. 健康的生活方式。

2. 遵医嘱服药。

3. 定期的随诊评估。

以上三点是治疗痛风以及预防痛风反复发作的关键。

（赵霞）

35.
太瘦、太胖都可能是营养不良

　　张奶奶的老伴儿两年前因脑梗塞去世了，医生说血管被堵了。为了身体健康，75 岁的张奶奶成了素食主义者，心想：这下脑梗塞不会得了。谁知这几天总感觉头晕，去医院检查，医生诊断为营养不良。张奶奶懵了，不知该如何是好？

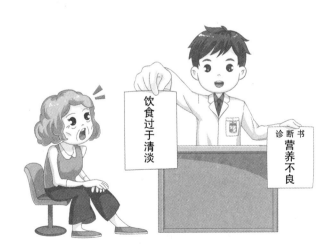

10 岁的小强是个小胖子，身高 150cm，体重 70kg。最近，小强上课总是注意力不集中、乏力、爱出汗。妈妈带小强去医院检查，医生诊断营养不良。小强妈妈听了，觉得奇怪：胖子也会营养不良？

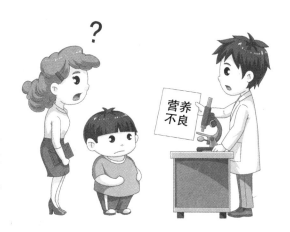

营养
不良

协和 护士 小课堂

1. 什么是营养不良？

说到营养不良，大家都会想到骨瘦如柴，实际上营养不良既包括由于摄入不足、吸收不良或过度消耗营养素所造成的营养不足，也包括由于暴饮暴食或过度的摄入能量造成的营养过剩。

2. 营养不良有哪些危害？

营养不良对孩子来说可导致身体发育迟缓及智力低下；对成年人来说，营养不良会让身体抵抗力越来越差，引起多种慢性病、重大疾病的发生。

35. 太瘦、太胖都可能是营养不良

一、什么原因导致营养不良？

1. 营养素摄入不足。

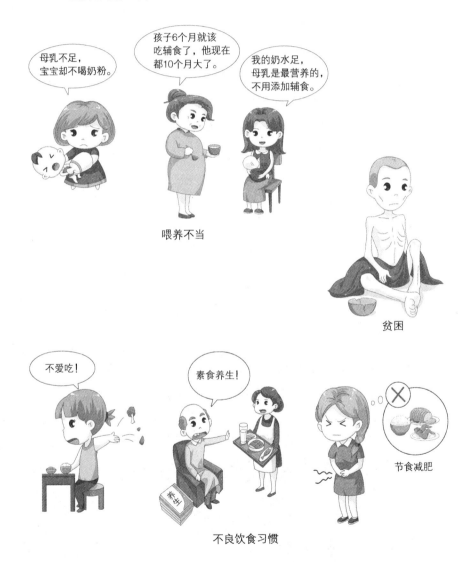

喂养不当

贫困

不良饮食习惯

节食减肥

2. 疾病因素，造成消化吸收不良或消耗量增加。

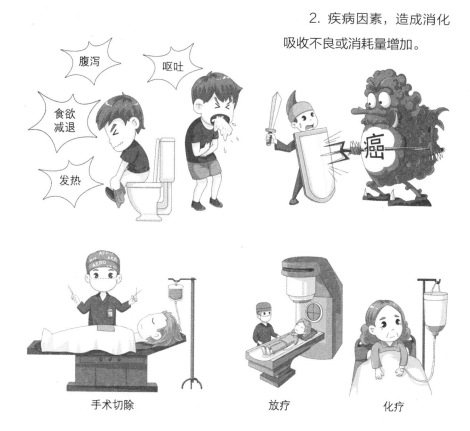

手术切除　　　　　放疗　　　　化疗

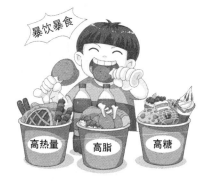

3. 暴饮暴食或过度摄入特定的营养素造成的。

二、常见的症状有哪些？

主要症状为体重减轻、消瘦、皮下脂肪减少、水肿、皮肤弹性减弱等；严重可出现儿童发育迟缓，身材矮小。而营养过剩早期最常见的症状是超重，进一步发展为肥胖。

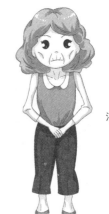

消瘦

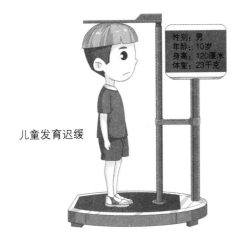

性别：男
年龄：10岁
身高：120厘米
体重：23千克

儿童发育迟缓

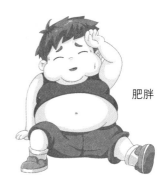

肥胖

三、得了营养不良怎么办？

应到营养科、消化内科或普通外科就诊，查明引起营养不良的原因，采取相应治疗措施。

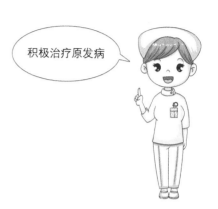

积极治疗原发病

1. 积极治疗导致营养不良的原发病。

2. 膳食平衡，补充缺乏的营养素，比如补充含优质蛋白的食物以及富含维生素和矿物质的食物。

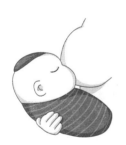

母乳充足

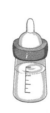

及时添加配方奶

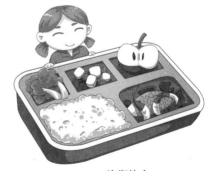

均衡饮食

3. 对于经口摄入不足或不能经口进食者，可采取口服、管饲、输液等方式进行肠内肠外营养补充。

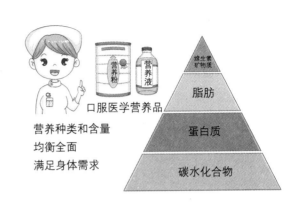

口服医学营养品

营养种类和含量
均衡全面
满足身体需求

维生素
矿物质
脂肪
蛋白质
碳水化合物

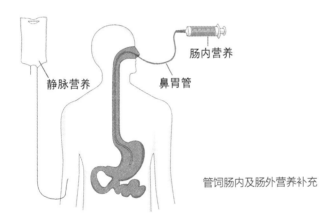

静脉营养　　　鼻胃管

肠内营养

管饲肠内及肠外营养补充

4. 营养过剩的患者要控制饮食、增加运动，减轻体重。

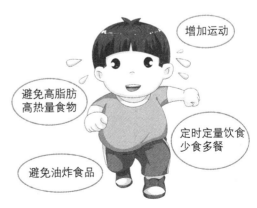

增加运动

避免高脂肪
高热量食物

定时定量饮食
少食多餐

避免油炸食品

四、怎么预防营养不良？

1. 科学喂养，均衡膳食。

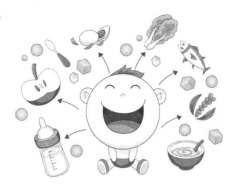

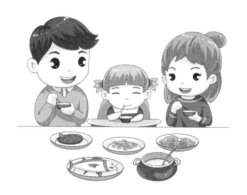

2. 培养良好饮食习惯，规律进食、不偏食、不挑食、拒绝暴饮暴食。

3. 加强运动，规律作息。

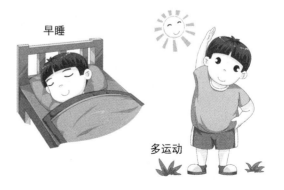

早睡

多运动

1. 营养不足和营养过剩都是营养不良。

2. 营养不良患者的管理，重在均衡饮食。

3. 培养良好的饮食习惯，可以预防营养不良的发生。

4. 积极治疗导致营养不良的原发疾病。

（郭淑丽）

36.
拒绝贫血，最简单的是"食疗"

小王今年 28 岁，外企职员，从 18 岁开始就有在餐后饮一杯浓茶的习惯，4 年前因常感觉疲乏去医院检查，血红蛋白为 100g/L，医生建议她多吃猪肝和瘦肉，她觉得可能是上班累的，没有休息好，就没有太在意。近 2 年月经量稍多，她也没有太在意。3 天前，她因为头晕、乏力加重住院了，入院查体：面色苍白，心率快，100 次 /min，血红蛋白 60g/L，妇科诊断为子宫功能性出血，骨髓穿刺检查为缺铁性贫血。

小王问医生："我这么年轻，平时吃得也很注重营养搭配，怎么会贫血呢？"

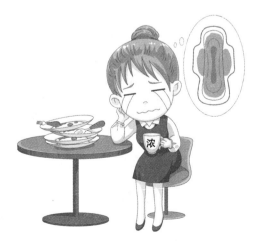

协和护士小课堂

什么是贫血❓

临床上指血中的血红蛋白低于同年龄组、同性别和同地区的正常标准。
世界卫生组织认为以下情况应诊断为贫血：

不同人群	血红蛋白	不同人群	血红蛋白
6 个月至 6 岁儿童	<110g/L	14 岁以上女性	<120g/L
6~14 岁儿童	<120g/L	孕妇	<110g/L
14 岁以上男性	<130g/L		

一、出现哪些症状说明您已经贫血了？

贫血导致全身组织和器官缺氧，早期可能会出现。

贫血的症状

突然改变姿势时
会感到头晕目眩

日常活动时容易
觉得气喘、头昏

容易疲劳、常失眠
注意力难以集中

脸色苍白
没有血色

手指甲凹陷
成匙状指甲

舌头光滑
容易感到头痛

严重者还会有气急、心动过速、食欲缺乏、月经失调、性欲减退，更严重时甚至会出现心力衰竭。

二、贫血的原因有哪些？

1. 红细胞生成不足。

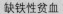
缺铁性贫血

缺乏维生素B$_{12}$
及叶酸的贫血

恶性贫血

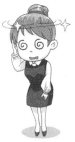

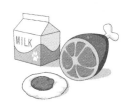

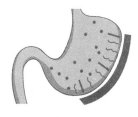

胃肠吸收功能差
缺乏内在因子而影
响维生素B$_{12}$吸收

最常见的贫血

饮食摄取不足

2. 失血过多。

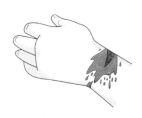

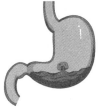

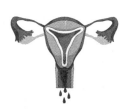

车祸、刀伤等外伤

消化道溃疡

急性或慢性失血

3. 红细胞被破坏过多。

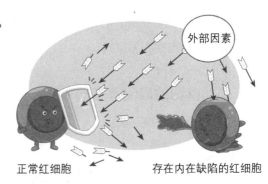

外部因素

正常红细胞　　　　存在内在缺陷的红细胞

三、贫血对不同人群有何危害?

对儿童的危害

易烦躁　　　　影响智力

抵抗力下降　　　发育迟缓

①

对孕妇的伤害

皮肤抵抗力差,
容易色素沉着

免疫力下降、易感染

影响胎儿智力发育,
增加婴儿贫血风险

增加分娩困难、早产、
低体重儿及胎儿死亡的
风险

②

对青少年的危害

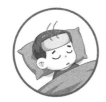

抵抗力下降
经常生病

记忆力减退
学习能力差

体力跟不上

迷迷糊糊
睡不醒

③

对老年人的危害

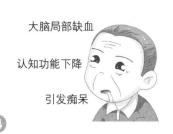

大脑局部缺血

认知功能下降

引发痴呆

❹

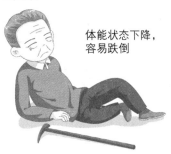

孩子贫血别乱补，带宝宝去医院检查。

四、当我出现了贫血症状，我该怎么做？

贫血别乱补，及时就诊，明确诊断，寻找病因。根除病因是治疗贫血的关键。

五、预防贫血怎么吃？

食物多样化，不偏食，不挑食。

1. 食用含铁食物。如动物肝脏、瘦肉、动物血、贝类中的铁以血红素铁形式存在，可直接被人体吸收利用，吸收率达 20% 以上。全谷类及豆类食物中的铁以非血红素铁形式存在，是日常补铁的重要食物来源。

富含铁的食物

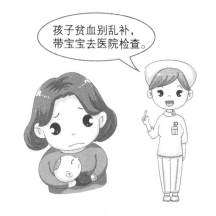
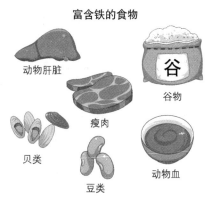

动物肝脏

谷

谷物

瘦肉

贝类

豆类

动物血

2. 食用含叶酸食物。如动物肝脏、动物肾脏、豆制品、甜菜、蛋类、鱼、西红柿、绿叶蔬菜（如莴苣、芦笋、菠菜等）、坚果、柑橘以及全麦制品等。

富含叶酸的食物

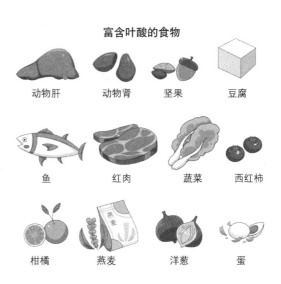

动物肝　　动物肾　　坚果　　豆腐

鱼　　　红肉　　　蔬菜　　西红柿

柑橘　　　燕麦　　　洋葱　　　蛋

3. 食用含维生素 B_{12} 食物。如动物肝脏、动物肾脏、肉类、乳制品、鱼、贝类、蛋类、大豆等。

富含维生素 B_{12} 的食物

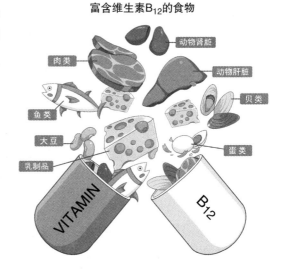

肉类
动物肾脏
动物肝脏
鱼类
贝类
大豆
蛋类
乳制品

VITAMIN
B12

4. 进餐的同时不要摄入浓茶、牛奶、钙片和抑酸药物，会减少铁吸收。可以喝柠檬水或橙汁，维生素 C 可促进铁吸收。

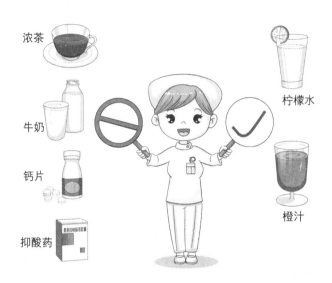

5. 不要步入贫血食补的误区，比如多吃红糖、大枣能补血，铁锅炒菜能补铁。其实红糖含铁元素少，达不到补血效果，大枣虽然含铁和维生素 C 多，但膳食纤维含量高，不好消化，所含的铁也不易被吸收。铁锅里的铁是非血红素铁，吸收率极低，所以靠以上方法补铁、补血效果不明显。

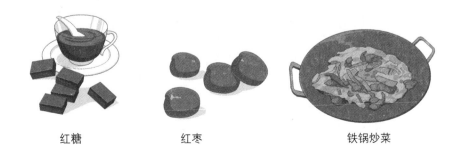

红糖　　　　　　　　　红枣　　　　　　　铁锅炒菜

六、预防贫血怎么做？

1. 适当增加有氧运动，能增强骨骼的造血功能。

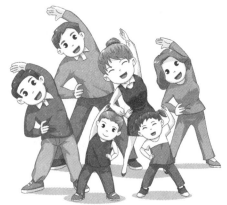

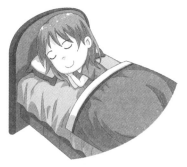

2. 避免过度劳累，保证充足的睡眠，让身体得到修复。

3. 保护好肠胃，促进营养的消化与吸收。

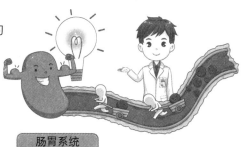

肠胃系统

4. 做好易引起贫血的疾病的防治。

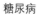
糖尿病

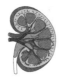
肾脏病

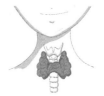
甲状腺功能低下

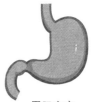
胃肠疾病

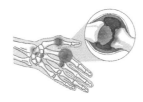
类风湿关节炎

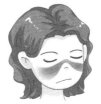
红斑狼疮等
免疫性疾病

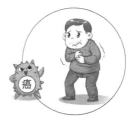
肿瘤

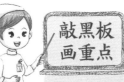
敲黑板
画重点

1. 贫血对各个年龄段的人均有影响，不可忽视。

2. 出现贫血症状，及时就医，根除病因是关键。

3. "食补"虽简单，也要避免误区，注重吸收才有效。

4. 重在预防，良好的生活习惯，帮您远离贫血。

（陈文昆）

37.
水肿可不是虚胖!
——肾病综合征

　　半年前，老王发现尿里有很多白色的泡沫，但是没太在意。最近半个月又发现自己两侧的脚踝和脚背肿起来了，用手指轻轻一压可以按出一个小坑，眼皮也有些肿，到医院门诊，做了 24 小时尿蛋白定量，结果提示 4.6g/24h。还查出血脂升高，血清白蛋白降低。

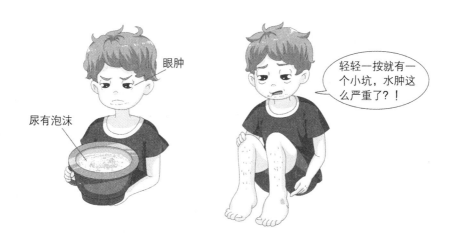

眼肿

尿有泡沫

轻轻一按就有一个小坑，水肿这么严重了?！

协和 护士 小课堂

1. 什么是肾病综合征？

肾病综合征并不是具体的一种肾脏疾病，而是描述存在大量蛋白尿、低血清白蛋白血症、水肿以及高脂血症的症状，具体的病因还需要根据既往病史、化验结果、肾活检病理结果等明确诊断。

2. 肾病综合征会有哪些并发症？

常见的并发症包括肾静脉血栓、下肢静脉血栓、感染等。感染是最常见的并发症，会影响疾病的预后，需要高度重视。

一、什么原因导致肾病综合征？

肾病综合征的病因主要分为原发性和继发性两大类。原发性肾病综合征的病因尚不明确，继发性原因主要是由其他疾病导致，例如患有糖尿病、系统性红斑狼疮等。

二、常见的症状有哪些？

常见的症状主要是大量蛋白尿，以及面部和下肢水肿，通过抽血化验可以发现血清白蛋白降低，血脂升高。

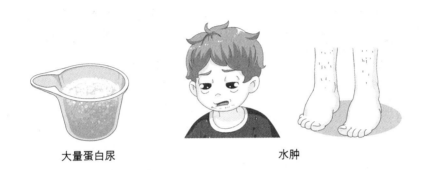

大量蛋白尿　　　　　　　　　　　水肿

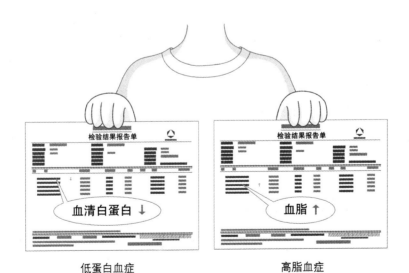

低蛋白血症　　　　　　　　　　　高脂血症

出现并发症时还会有的症状：

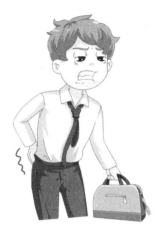

并发肾静脉血栓时
可有腰部疼痛

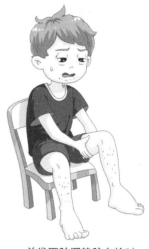

并发下肢深静脉血栓时
可有患肢疼痛

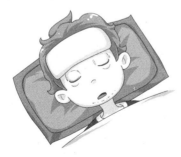

并发感染可有发热

三、得了肾病综合征怎么办？

1. 若出现早期症状，应立即到医院就诊，早发现、早治疗。如果耽误病情，可能会引起肾功能进一步恶化或引起其他并发症。

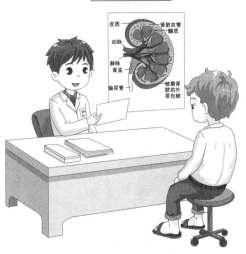

肾内科门诊

2. 遵医嘱按时按量服药，不要随便停药，不要自行调整服药剂量。

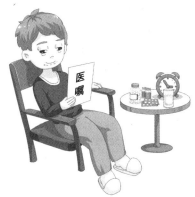

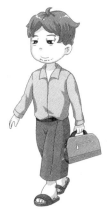

3. 水肿期间避免劳累，穿宽松合适的裤袜以及鞋子。

4. 摄入适量优质蛋白质，限制钠盐摄入。

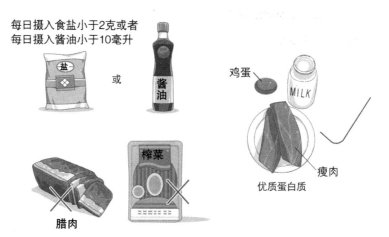

每日摄入食盐小于2克或者
每日摄入酱油小于10毫升

或

盐

酱油

鸡蛋

MILK

瘦肉

优质蛋白质

榨菜

腊肉

5. 学会记录出入量，水肿患者限制饮水量，监测体重变化。

出入量表		
入量		尿量
饮水量	食物	
200毫升	鸡蛋1个	200毫升
300毫升	苹果234克	450毫升
牛奶250毫升	米饭100克	

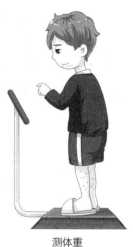

测体重

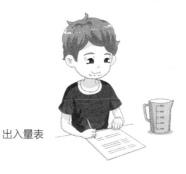

出入量表

6. 为了预防感染，要戴口罩、勤洗手，保护水肿部分皮肤，注意清洁，避免受伤。

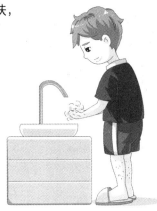

四、怎么预防肾病综合征？

肾病综合征病因复杂，没有明确的预防方法，定期体检，早发现、早治疗，预防血栓、感染等并发症，避免病情恶化。

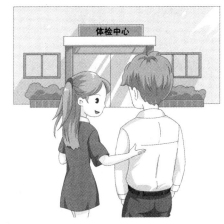

定期体检

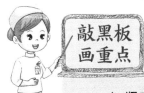

1. 肾病综合征需要早发现、早治疗。

2. 预防感染很重要。

3. 水肿期间限制钠盐摄入，控制饮水量，监测体重变化。

（姚佳）

38.
与狼共舞
——红斑狼疮

故事情境

　　患者小张，女性，22 岁，大学毕业后跟同学去海边度假，美美地享受了日光浴，沉浸在度假的欢乐中，她却突然发热，面部、全身长满了皮疹，口腔也出现溃疡，同学们以为是海鲜过敏，赶紧送至医院。医生诊断考虑得了"狼疮"，急需住院治疗。

　　"狼疮"让大家不寒而栗，以后小张的面容会像狼一样吗？还能治好吗？

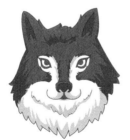
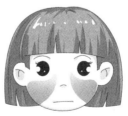

狼的面部　　　　　狼疮患者的面部皮疹分布

1. 为什么叫"狼疮"？

狼疮英文 LUPUS，拉丁语的意思是"WOLF- 狼"，得名因狼疮患者面部皮疹分布与狼的面部相似有关。实际上，狼疮的疾病特点及其凶险程度也不亚于"狼"。狼疮实际上是一种侵犯全身结缔组织，以多脏器受累为特点的慢性自身免疫性疾病，故称为系统性红斑狼疮（SLE）。

2. 系统性红斑狼疮在我国的发病概况是怎样的？

发生于任何年龄，育龄期妇女多见，男女比例为 1∶（7~9），也可见于儿童及老人。

3. 系统性红斑狼疮能否治愈？

随着医学的发展，狼疮目前是可以有效控制的，但却无法治愈。因此不可过于轻视或盲目乐观，控制病情后患者仍需长期应用小剂量药物维持治疗，保证疾病处于稳定状态。

38. 与狼共舞——红斑狼疮

一、为什么会得红斑狼疮？

研究表明，SLE 的病因不明，与遗传、激素、免疫和环境因素等均有影响。

1. 遗传。 SLE 患者同胞兄弟姐妹发生 SLE 的风险是一般人群的 29 倍。

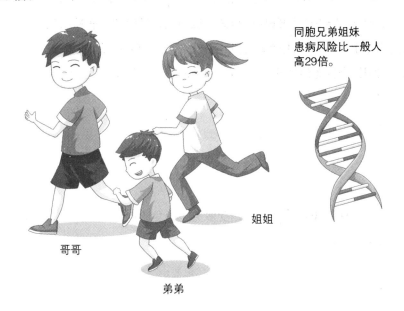

同胞兄弟姐妹患病风险比一般人高29倍。

姐姐

哥哥

弟弟

2. 激素。 雌激素可能在 SLE 的易感性中发挥着作用。

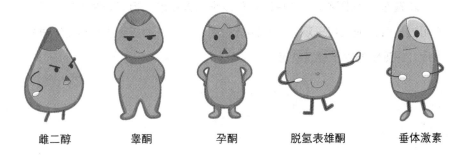

雌二醇　　　　睾酮　　　　孕酮　　　　脱氢表雄酮　　　　垂体激素

3. 免疫异常。 SLE 患者存在多种免疫缺陷。

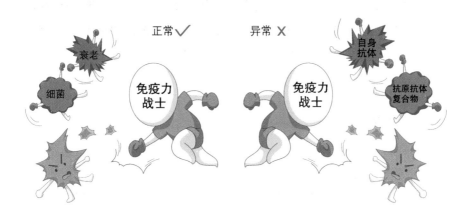

4. 环境因素。 病毒感染、细菌感染可能导致机体免疫异常而致狼疮。

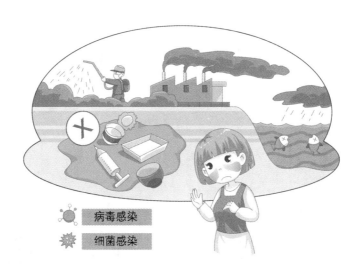

二、得了系统性红斑狼疮会有哪些表现？

系统性红斑狼疮常见的表现为面部红斑、口腔溃疡、发热、关节疼痛等。除以上表现外，系统性红斑狼疮可累及人体诸多重要脏器，如心包炎、肾脏、胸膜炎、血管炎、血液系统、中枢神经系统等。

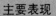 主要表现

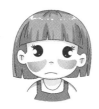 面部蝴蝶形的红斑

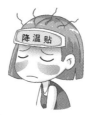 发热

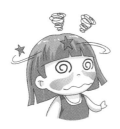 贫血

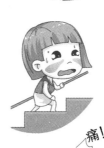 乏力

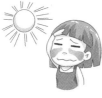 对日光过敏

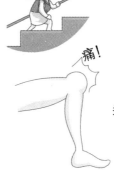 关节肿痛

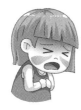 心包炎、胸膜炎、血管炎、肾炎

 中枢神经系统（包括脑和脊髓）异常

三、得了系统性红斑狼疮如何诊断？

目前我国诊断系统性红斑狼疮的标准是采用美国风湿病学会 1997 年的分类标准，结合小张有日光过敏、口腔溃疡、血液系统受累表现，因此判断她患有系统性红斑狼疮可能，需住院评估脏器受累情况，进一步明确诊断。

美国风湿病学会关于系统性红斑狼疮的分类标准

---

1. 蝶形红斑

2. 盘状红斑

3. 光敏感

4. 口腔溃疡

5. 关节炎

6. 浆膜炎（胸膜炎或心包炎）

7. 肾病表现：尿蛋白 >0.5g/d（或尿蛋白 +++）或有细胞管型

8. 神经病变：癫痫发作或精神症状（除外由药物、代谢病引起）

9. 血液病变：溶血性贫血、白细胞（4 000/μl、淋巴细胞 <1 500/μl 或血小板 <100 000/μl）

10. 免疫学异常：抗 dsDNA 抗体（+），或抗 Sm 抗体（+），或抗心磷脂抗体（+）（包括抗心磷脂抗体或狼疮抗凝物，或持续至少 6 个月的梅毒血清假阳性反应，三者中具备 1 项）

11. ANA 阳性：除外药物性狼疮所致

以上 11 项中具备四项即可诊断 SLE

38. 与狼共舞——红斑狼疮

四、得了 SLE 怎么办？

1. 立即到风湿免疫科就诊，积极配合医生治疗。

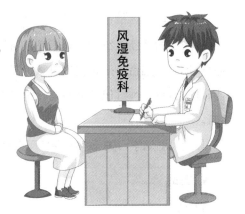

2. 激素联合免疫抑制剂，诱导缓解及长期维持治疗是目前普遍采用的治疗策略。如糖皮质激素、羟氯喹及免疫抑制剂，如环磷酰胺、氨甲蝶呤等。

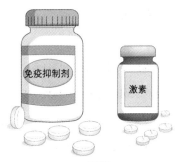

口服

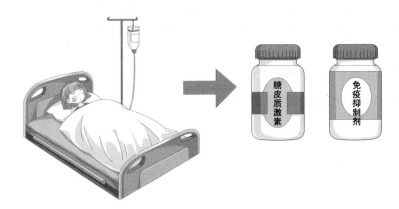

3. 患者使用免疫抑制剂治疗期间，定期复查血常规、肝肾功能。

4. 遵医嘱使用生物制剂治疗，如单克隆抗体。

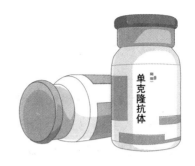

5. 重症系统性红斑狼疮患者，遵医嘱使用血浆置换疗法。

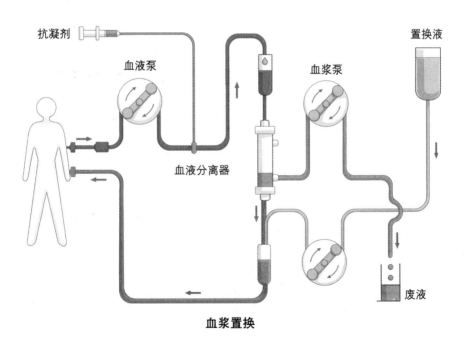

血浆置换

五、与狼共舞

1. SLE 患者日常生活中应注意哪些事项?

SLE 的发病或病情加重和感染、光照、手术、妊娠、情绪刺激、某些药物等有关,应注意:

（1）生活规律,适当锻炼。活动期患者应休息,缓解期可适当工作、学习,避免劳累。

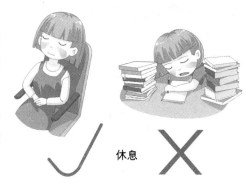

休息

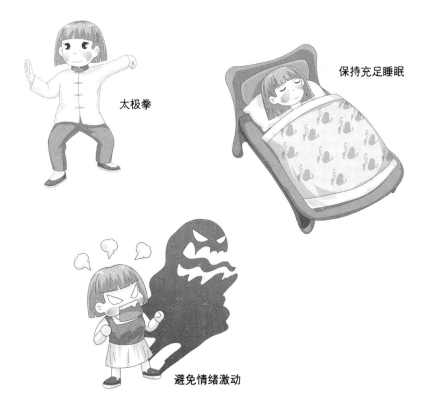

太极拳

保持充足睡眠

避免情绪激动

（2）应尽量避免到公共场所，避免交叉感染。出现感染（如呼吸道、肠道、泌尿道感染）时，应及时治疗。

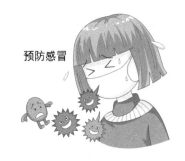

预防感冒

避免日晒

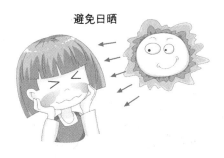

（3）应避免强阳光照射，夏天外出时应戴帽、打伞，擦防晒用品。

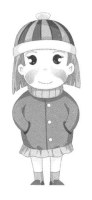

（4）注意保暖：温度过低可造成血管痉挛，加重血管炎症，致使末梢肢体发生雷诺现象。

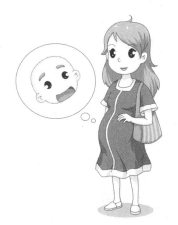

（5）在风湿免疫医生指导下选择最佳时机妊娠，避免病情复发，保证母婴健康。

（6）遵医嘱按时服药，不要擅自增减或骤停激素。

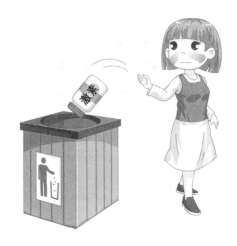

2. SLE 患者的饮食需要注意什么？

（1）避开过敏原。

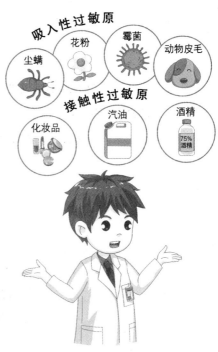

避开过敏原

宜摄入优质的动物蛋白

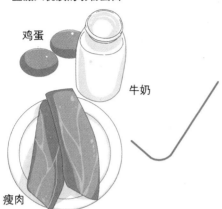

鸡蛋

牛奶

瘦肉

（2）宜摄入优质的动物蛋白，包括：鸡蛋、牛奶、瘦肉等，植物蛋白应适当限量。

（3）对于肾功能损害者，要限制蛋白质的摄入量，减轻肾脏负担，延缓肾衰竭的进程。豆制品应少食或禁食。

少食或禁食

豆腐皮

豆腐

豆腐干

腐竹

豆制品

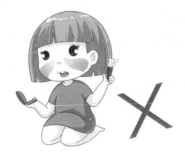

3. SLE 患者是否能使用化妆品？

（1）对面部有红斑的患者，不宜涂抹化妆品。

（2）SLE 患者不应使用碱性的肥皂、刺激性化妆品，宜选择温和的护肤品，如橄榄油、杏仁油、椰油等。

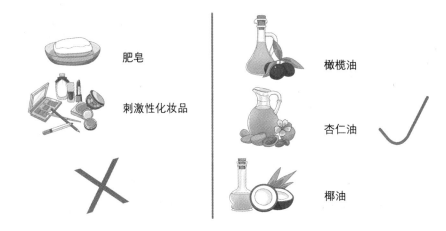

肥皂

刺激性化妆品

橄榄油

杏仁油

椰油

敲黑板
画重点

1. 健康心态、健康生活。

2. 早期治疗、规律服药、定期复查，做好长期"与狼共舞"的准备。

3. 生活中要避开诱因，规律生活，适当锻炼。

（张春燕）

39.
肾活检是手术吗？

老王感冒后，发现小便的颜色变成了淡粉色，于是到肾内科门诊看病，医生询问了老王的病史后，告诉他需要住院做肾活检明确病因。

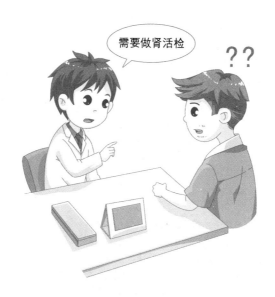

需要做肾活检

？？

1. 为什么要做肾活检？

肾活检是肾内科重要的检查手段，对于肾脏疾病的诊断、制订治疗方案以及判断疾病预后都具有重要的意义，是确诊肾脏疾病的金标准。

2. 肾活检是怎么做的？

经肾脏 B 超定位后，取肾脏下缘处进针，通过患者屏气固定肾脏位置，穿刺取少量肾组织送检。

一、肾活检对肾脏有损伤？

肾脏中大约有 100 多万个肾单位，而肾活检仅取其中几十个肾单位，并且肾脏自身具有良好的修复能力，因此肾活检一般不会加重肾脏的损害；当然肾活检是有创操作，也存在着发生并发症的可能。

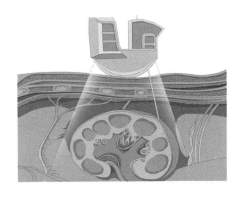

二、做肾活检之前都需要准备什么？

1. 术前医生会完善凝血、血生化、超声等相关检查。

2. 掌握两项术前训练

（1）俯卧位憋气训练：肾脏的位置会随着呼吸运动而运动，在进行穿刺时需要通过憋气来固定肾脏的位置，为了减少并发症的发生，进行俯卧位憋气训练非常重要。训练时，需要俯卧在床上，腹部下方垫厚枕，缓慢均匀呼吸并憋气15~20秒。

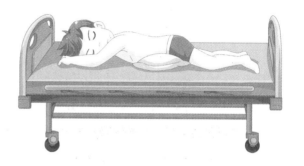

（2）床上排尿训练：肾活检术后需要卧床24小时，为尽量减少腰部移动，因排尿体位改变而造成排尿困难，需要在术前反复进行床上排尿训练。

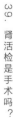

3. 清洁肾区的皮肤，更换清洁的衣裤；高血压患者按时服用降压药物；放松心情，保证睡眠。

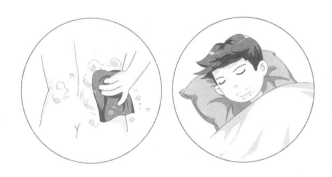

三、做肾活检时需要如何配合医生？

1. 遵照医生的指令缓慢呼吸并憋气 15~20 秒。

2. 操作过程中千万不要移动身体。

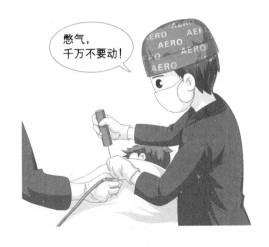

四、做完肾活检后需要注意什么？

1. 平卧位 6~12 小时（根据医嘱），全身放松，特别是避免腰腹部用力；之后如无特殊情况可遵医嘱床上翻身。

平卧6~12小时
卧床24小时

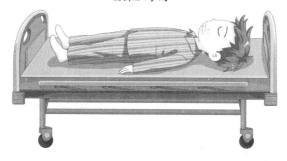

2. 卧床期间，医护人员会监测患者的血压、心率等生命体征。

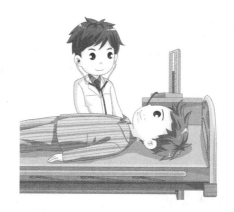

3. 观察患者的尿色变化。

尿色淡黄清亮，
属正常

尿液颜色变深或变
红，告诉医生护士

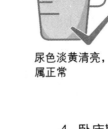

牛奶、红薯、鸡蛋
胀气食物不要吃

4. 卧床期间进餐或饮水时，头偏向一侧，避免误吸。避免食用牛奶等容易胀气的食物。

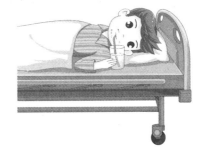

5. 术后少量多次饮水，尽早排尿，以便血凝块顺利排出体外，防止尿路堵塞。

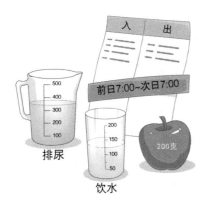

6. 记录液体出入量，严重水肿或医嘱限制入量的患者，请遵医嘱限制饮水量。

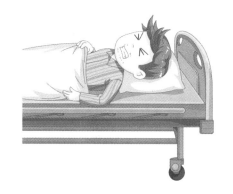

7. 轻微腰腹部症状属正常现象，出现剧烈疼痛或其他不适，请立即告知医护人员。

8. 卧床满 24 小时后，常规可以逐步下床适当活动。

小心跌倒   出现头晕立刻卧床休息

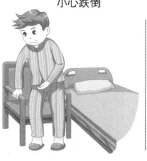
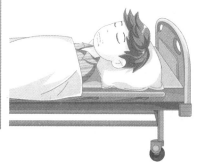

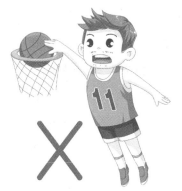
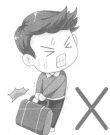

9. 术后 1 个月内避免剧烈运动，避免腰腹用力，例如弯腰提重物等。

避免剧烈运动   避免弯腰提重物

39. 肾活检是手术吗？

五、肾活检有哪些并发症？

常见的并发症包括血尿、肾周血肿等，但经治疗后，绝大多数患者可在短期内痊愈。

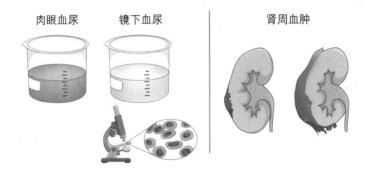

肉眼血尿　　镜下血尿　　　　肾周血肿

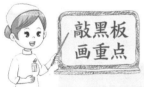

敲黑板画重点

1. 肾活检是确诊肾脏疾病、评估预后、指导治疗的金标准。

2. 术前进行有效的俯卧位憋气训练及床上排尿训练，术中配合医生放松，避免紧张非常重要。

3. 肾活检是一项成熟、安全的操作技术，但所有创伤性检查都具有一定的风险。

（姚佳）

40.
肾友生活，一样精彩！
——慢性肾衰竭治疗方式之血液透析

小王今年 35 岁，平时工作繁忙，15 天前出现脚肿、干呕，医院就诊，化验检查肌酐 1 200μmol/L，根据肾穿刺结果，诊断为高血压肾病，慢性肾衰竭，终末期 5 期（尿毒症），需进行规律血液透析治疗。

血液透析是什么？今后该如何生活？

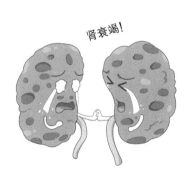

肾衰竭!

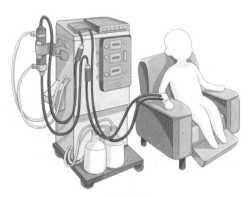

血液透析

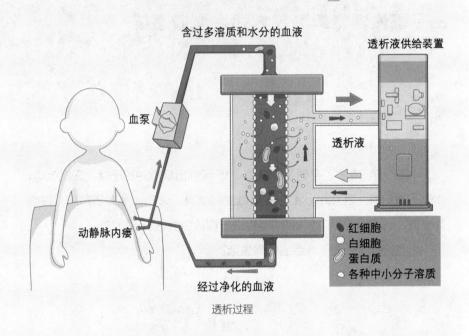

协和护士小课堂

什么是血液透析？

含过多溶质和水分的血液

透析液供给装置

血泵

透析液

动静脉内瘘

● 红细胞
○ 白细胞
● 蛋白质
○ 各种中小分子溶质

经过净化的血液

透析过程

一、什么人需要进行血液透析？

尿毒症患者出现高钾血症、代谢性酸中毒、体液负荷过重等情况；急性肾衰竭；中毒及药物过量者；溶血等。

二、血液透析频率是多少？每次需要多少时间？

通常每周需要 3 次，每次 4 小时。

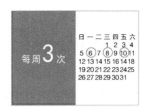

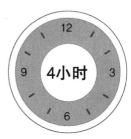

三、该何时开始血液透析？

由您和医生根据您的肾脏情况（血液及影像学检查）、症状及总体健康状况共同决定开始血液透析的正确时机。

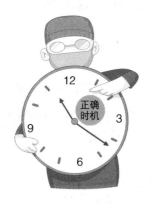

四、需要做哪些准备？

1. 完善生化检查。

2. 建立"血管通路"，血液从体内引出、净化、回输的"桥梁"。

血管通路

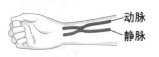

动脉
静脉

动静脉内瘘

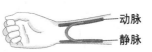

动脉
静脉

人工血管

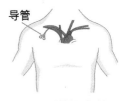

导管

中心静脉导管

五、血液透析患者，需要做哪些？

1. 保护好血管通路

（1）注意个人卫生。

（2）尽量不要使用内瘘侧手臂抽血或测量血压。

（3）每日自我检查血管通路情况。

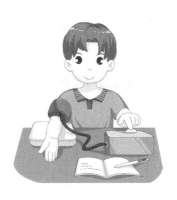

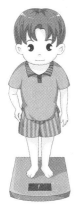
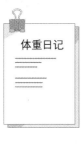

2. 每日自测体重（清晨、空腹）、固定时间；根据季节相对固定服装、固定体重秤。

3. 饮食保证热量、优质蛋白，避免摄入含大量钠、钾和磷的食物。

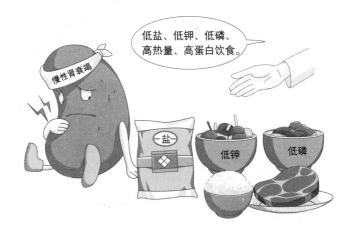

低盐、低钾、低磷、高热量、高蛋白饮食。

4. 遵医嘱使用药物。

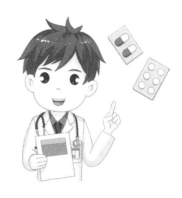

5. 定时做血的化验。

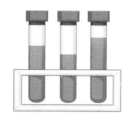

六、保持良好心态，让生活精彩

如果你热爱生活，生活也同样热爱你，还你快乐人生；如果你珍爱生命，生命也会真爱你，还你幸福人生。肾友们，加油，保持对生活的热爱，积极治疗，生活可以更精彩！

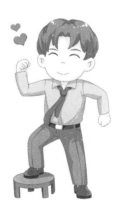

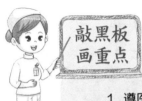

1. 遵医嘱按时进行血液透析治疗。

2. 保护好血管通路。

（夏京华）

41.

肚子为什么可以透析呢？

——慢性肾衰竭治疗方式之腹膜透析

故事情境

刘大叔刚 48 岁，2 年前体检时发现血压高，没有头晕不适感，未规律就诊。近 1 个月出现恶心、呕吐，食欲差，到消化科就诊。血化验检查肌酐 980μmol/L，尿素 39.35mmol/L，血压 180/105mmHg，尿量 1 500ml/24h。肾脏超声：双肾缩小，弥漫性病变。诊断为慢性肾衰竭。医生说需要透析，可用腹膜透析。

肚子怎么能透析呢？

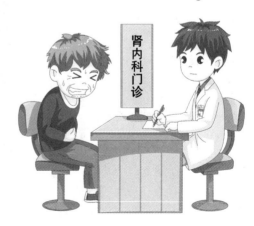

肾衰竭后需要进行替代治疗，包括：血液透析、腹膜透析、肾移植。

腹膜透析是利用人体腹膜作为半透膜，以腹腔作为交换空间，通过弥散和对流作用，清除体内过多水分、代谢产物和毒素，达到血液净化，替代肾脏功能的治疗技术。

腹膜透析先将腹膜透析管置入腹腔内。通过这个透析管，将透析液灌入腹腔，停留一段时间，让透析液充分吸取血液内的毒素和多余的水分，然后放出透析液。

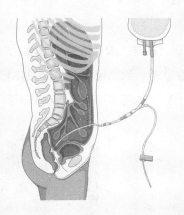

腹透管位置

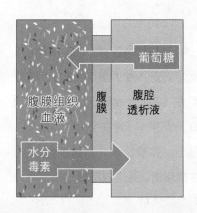

腹膜透析原理

一、腹膜透析为什么能在肚子中进行透析呢？

腹腔内的腹膜是被覆于腹膜腔的浆膜层，腹膜面积和成人体表总面积相近，为 $1\sim2m^2$，分为壁层和脏层。具有支持固定脏器、吸收营养、抵抗细菌入侵的能力。

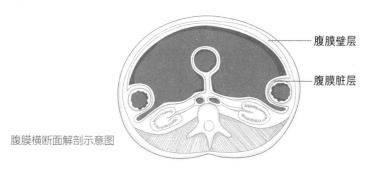

腹膜横断面解剖示意图

二、腹膜透析操作难吗？

由腹膜透析专科护士对患者进行培训、考核，确保患者掌握后方可居家治疗。

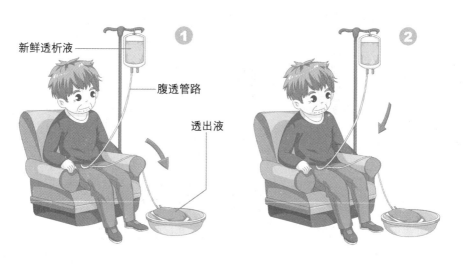

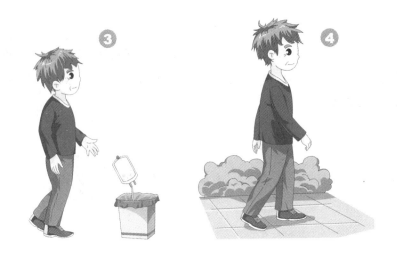

三、腹膜透析的注意事项

1. 环境清洁，光线充足，独立的门窗，没有灰尘、杂物、宠物。

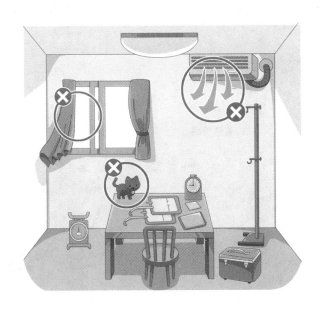

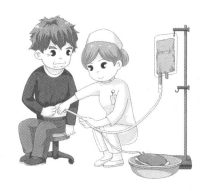

2. 严格按照操作规程进行操作。

3. 患者每天自己进行病情监测。

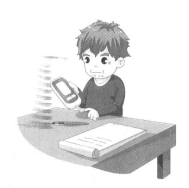

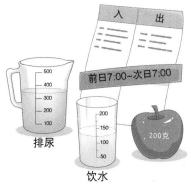

4. 监测每天自身液体的出入量。

5. 按照医嘱规律使用药物，透析治疗。

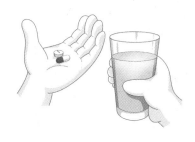

6. 有病情变化及时联
系腹膜透析中心。

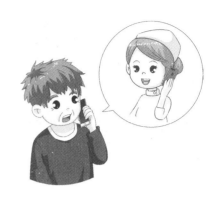

敲黑板
画重点

　　腹膜透析是通过腹膜进行治疗，可保护残余肾功能，
心脏功能。亦是一种居家治疗方式，操作者需要经过专科
护士培训才可以进行操作。

（夏京华）

45